常见疾病知识普及系列丛书

走出糖尿病认识和防治误区

杨玺　编著

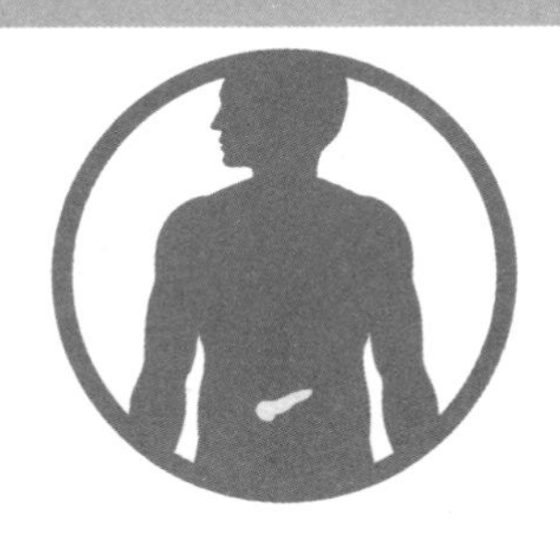

西安交通大学出版社
XI'AN JIAOTONG UNIVERSITY PRESS

内容提要

本书以科普读物的形式，就如何从认识、预防和治疗糖尿病的种种误区中走出来等内容向读者做了详尽的阐述。其内容新颖、系统、详细、实用，适合于广大群众，尤其是糖尿病患者阅读。同时，对于临床医生也具有一定的参考价值。

图书在版编目(CIP)数据

走出糖尿病认识和防治误区/杨玺编著.—西安:西安交通大学出版社,2013.8
(常见疾病知识普及系列丛书)
ISBN 978-7-5605-4745-9

Ⅰ.①走…　Ⅱ.①杨…　Ⅲ.①糖尿病-防治　Ⅳ.①R587.1

中国版本图书馆CIP数据核字(2012)第289785号

书　　名　走出糖尿病认识和防治误区
编　　著　杨　玺
责任编辑　李　晶　石　益

出版发行　西安交通大学出版社
(西安市兴庆南路10号　邮政编码710049)
网　　址　http://www.xjtupress.com
电　　话　(029)82668357　82667874(发行中心)
(029)82668315　82669096(总编办)
传　　真　(029)82668280
印　　刷　西安明瑞印务有限公司

开　　本　880mm×1230mm　1/32　**印张** 5.25　**字数** 121千字
版次印次　2013年8月第1版　2013年8月第1次印刷
书　　号　ISBN 978-7-5605-4745-9/R·282
定　　价　19.80元

读者购书、书店填货、如发现印装质量问题，请与本社发行中心联系、调换。
订购热线:(029)82665248 (029)82665249
投稿热线:(029)82665546
读者信箱:xjtumpress@163.com

前　言

糖尿病是一种严重影响人们寿命和生命质量的疾病，并给个人、家庭和政府带来沉重的经济负担。有人通俗地称糖尿病是甜蜜杀手，随着人们生活方式的改变，糖尿病的发病率逐年增加。2008年我国糖尿病患病率为10.8％，糖尿病前期人数占15％，即我国20岁以上人口中，1/4有高血糖。

糖尿病不算可怕，可怕的是对它的认识和防治误区。这些误区犹如雷区，不能踏入，已经踏入者，要争取及早返回，返回就可看到你前面充满希望的阳光。所以，糖尿病治疗关键是到正规医院得到正确的治疗和指导，切忌有病乱医，方能达到最好的防治效果，并可避免患者的经济损失。

随着我国实现小康社会步伐的加快，人们越来越关注健康，越来越关注生活质量和生命质量。为了能满足广大读者渴望正确防治慢性病的需求，笔者精心编著了这本《走出糖尿病认识和防治误区》，阅读该书可帮助大家走出对糖尿病认识和治疗中的误区，希望它能够成为广大群众，尤其是糖尿病患者的益友。**需要特别指出的是，书中小标题所述的均为误解，或误区所在，读者必须认真阅读标题后的相关内容，才能正确地理解和把握其原意，拨正航道，驰出误区。**

本书的内容深入浅出、通俗易懂、防治结合、以防为主、重点突出。在写作方面力求集科学性、知识性、趣味性、实用性于一体。然而，由于笔者水平所限，缺点、错误在所难免，敬请读者不吝指正。

杨玺

2012年10月

目　录

糖尿病的认识误区

糖尿病的诊断误区

糖尿病的饮食误区

糖尿病的运动误区

糖尿病的治疗误区

糖尿病中药和保健品治疗误区

糖尿病患者达标和疗效评判的误区

糖尿病的监测误区

糖尿病的预防误区

糖尿病的认识误区

误区1. 糖尿病中“糖”的误解

一些患者一提到“糖尿病”，马上会联想到“糖”。确实我们通常可以看到有些糖尿病患者在发病前有嗜吃糖果或甜食的习惯，但目前认为，这与嗜糖或甜食的人容易存在热量摄入过多导致超重或肥胖有关，而肥胖才是发生糖尿病的高危因素。

正常人的血糖之所以保持在正常范围，是因为有充足的胰岛素进行调节。糖尿病患者体内的胰岛素抵抗，影响了对血糖的调节，出现了血糖增高。目前认为糖尿病的发生与遗传、环境、免疫等多方面的因素有关，与“吃糖多”无明显关系。不过，糖尿病患者最好还是不吃或少吃糖为好，因为糖果、蜂蜜等吸收快，容易引起血糖迅速增高，不利于稳定控制血糖。

目前认为，引起糖尿病的基本原因有两条：即遗传因素和环境因素，所谓遗传因素是指家族中，尤其是父母和兄弟姐妹中已有糖尿病患者；环境因素则包括饮食中热量摄取太多、活动过少、肥胖、吸烟以及心理压力过大等。在这两条因素的长期共同作用下，机体就有可能出现胰岛素的分泌不足或作用不足而患糖尿病。其中，环境因素的变化是导致当前糖尿病发病率急剧上升的主要原因。所谓“进食糖类食物可引起糖尿病”的说法是缺乏科学依据的，相反，糖尿病患者对糖类食物的摄入量不宜过低，它所提供的热量在总热量中所占的比例应达到55％～60％为宜。事实上，目前我们饮食结构存在的问题是：脂肪和蛋白质类的食物摄入过多，而糖类食物（主要指米、面等淀粉类）摄入相对不足。限制高脂肪、高热量饮食以及增加运动才是预防糖尿病的根本措施。当然，我们并不提倡多吃白糖等单糖，吃得多了，容易导致热量过剩及肥胖。糖尿病患者应严格限制白糖、红糖等单糖，因为单糖极易被吸收而引起血糖的迅速升高，使受损的胰岛更不能负担，加重病情。

现代医学的大量基础和临床研究显示，多吃糖和糖尿病的发生并没有必然的关系，相反在某些很少吃糖、严重营养不良的人群中糖尿病的发生率还比较高(即以前称的“营养不良相关性糖尿病”)。当然，已经确诊的糖尿病患者，我们不主张食用精制糖(包括白糖、蜂蜜、葡萄糖及各种糖果)以及含大量精制糖的食品和饮料。因为这样容易引起血糖迅速升高，不利于稳定控制血糖，还可能诱发高渗性昏迷，但普通群众不必“谈糖色变”。

糖尿病的发病原因极为复杂，虽然过量的糖摄入有可能造成热量摄取过多，成为糖尿病发生的诱因之一，但是各种食物的过量食用都可能产生同样的结果。单纯少吃糖自然也无法避免糖尿病的发生。所以，单纯的糖摄入与糖尿病的发生并没有必然的联系。要预防糖尿病必须从发生糖尿病的根本原因着手，我们无法改变自己的遗传基因，但我们能做的是培养良好的生活习惯，注意少吃点、勤动点、放松点，尽量避免肥胖等糖尿病的诱发因素。但是，很多肥胖型糖尿病往往是“糖类＋脂类”结合互相作用的结果。其中脂类的“贡献”要远远大于糖类。因此，不可将糖尿病与糖简单画“等号”。

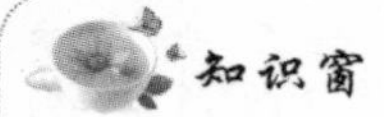

谁在操控人体内的血糖

人体内有一套调节血糖浓度的机制，这套机制是以激素调节为主、神经调节为辅来共同完成的。先是激素调节，主要是由胰岛B细胞分泌的胰岛素对血糖含量的调节。胰岛素的作用是促进糖、脂肪、蛋白质三大营养物质的合成代谢，它的最主要功能是调节糖代谢，促进全身组织对糖的摄取、储存和利用，从而使血糖浓度降低。

误区 2. 糖尿病只有胖人才得，瘦人不会得

糖尿病并不是胖人的专利，有些人是因遗传因素所致，还有的人虽然消瘦，但生活习惯不好，如经常吸烟、膳食不合理、活动少、饮酒、偏食、不讲究卫生、病毒感染等，同样会患糖尿病。在消瘦的老年人中不乏糖尿病患者，因此即便瘦人出现糖尿病症状，也要做糖尿病的相关检查。

肥胖既是糖尿病的重要诱发因素，又可能与糖尿病有着共同的病因，有 60%～80%的成年糖尿病患者在发病前有肥胖，而肥胖的程度与糖尿病的发生率呈正比。但是肥胖者并非都会患糖尿病。

另外，糖尿病的发病与精神刺激及压力关系密切。近年来的科学研究发现，不良情绪和精神刺激也是糖尿病的一个重要致病因素，可以通过大脑边缘系统和植物神经影响胰岛素的分泌。当人处于紧张、焦虑、恐惧或受惊吓等应激状态时，交感神经的兴奋将直接作用于胰岛细胞 β 受体，抑制胰岛素的分泌，同时交感神经还将作用于肾上腺髓质，使肾上腺素的分泌增加，间接地抑制胰岛素的分泌与释放。如果这种不良刺激长时期存在，则可能引起胰岛 B 细胞的功能障碍，进而发展为糖尿病。所以，调节情志，对预防糖尿病是值得重视的。

至今，糖尿病的病因与发病机理仍不十分清楚，但一般认为既有先天遗传因素，又有后天环境因素的影响。国外报告，糖尿病患者亲属中糖尿病患病率比非亲属糖尿病高 4～10 倍，国内调查数据显示要高 17 倍。且母亲糖尿病的遗传性比父亲的遗传倾向更强。如双亲是糖尿病，其子女的患病率可高达 25%。

误区 3. 糖尿病可以传染

糖尿病，尤其是 2 型糖尿病与遗传关系密切，存在着明显的家族聚集现象，父母、子女、同胞同时或先后发生糖尿病的现象比较普遍。

有些人认为糖尿病具有传染性,这是不正确的。由于糖尿病属一种遗传性疾病,与糖尿病患者的胰岛素合成、分泌以及功能发挥相关的基因存在异常有关,而并非是彼此“传染”来的。虽然糖尿病的确切病因和发病机制至今尚未完全阐明,但目前没有任何证据说明糖尿病具有传染性,因此和糖尿病患者接触是安全的。

误区 4. 糖尿病是“老年病”,儿童及年轻人不会得

不少年轻人认为糖尿病是“老年病”,离自己很遥远。这种说法显然是不正确的。殊不知,糖尿病可能早已“潜伏”在身边,伺机而动。资料数据显示,十多年前,糖尿病患者的年龄在 50 岁左右,但近几年新诊断的患者年龄大多在 30～35 岁,糖尿病发病的年轻化趋势日渐明显。

近年来糖尿病的发病率急剧上升、年轻化趋势日渐明显,有多方面的原因。首先是遗传因素,大多数糖尿病患者都有家族性患病背景。其次是饮食结构改变,例如从植物性膳食转变为动物性膳食,导致总热量过剩。还有就是很多年轻人自恃年轻体壮,经常酗酒应酬、暴饮暴食,经常熬夜,再加上缺乏运动等诸多因素造成营养过剩,加重胰岛的负担,最终导致糖尿病的发生。此外,社会老龄化也导致发病率的增高。因此,年轻患者更需要进行严格的控制和治疗。

诚然,年龄和糖尿病有关,通常糖尿病患者都在 40 岁以上,一般来说年龄越大,患糖尿病的风险越大。然而,令人担忧的是,目前年轻的糖尿病患者越来越多,且呈现蔓延趋势。据美国糖尿病统计机构的数据显示,2005 年,全美共有 2080 万糖尿病患者,其中 60 岁以下的糖尿病患者发病率为 9.6%,而 60 岁以上人群的发病率为 20.9%,可见糖尿病并不是一种老年性疾病,在青少年人群中也存在相当比例。有研究显示,体重超过正常体重 20%者,糖尿病的发生率可增加一倍以上,而肥胖所带来的后果决不仅仅只有糖尿病而已,高血压、冠心病、血脂异常等都与肥胖有关。而我国肥胖儿童已占儿

童总数的10%，并以每年8%的速度递增，如果不引起足够的重视，这部分人群将成为未来十年我国中青年糖尿病患病的“后备军”。

误区5. 糖尿病儿童均为1型，成年期肯定是2型

过去儿童绝大多数都是患1型(旧称“胰岛素依赖型”)糖尿病，现在随着生活水平的提高，肥胖儿童剧增，儿童患2型(旧称“非胰岛素依赖型”)糖尿病的也越来越多。儿童患2型糖尿病的主要原因可能与遗传或常进食高热量、高脂肪的快餐食品，致使营养过剩，活动少而喜欢长时间静坐看电视、玩游戏等有关。有人认为，2型糖尿病已是美国儿童的一种流行病，在过去10年中，儿童2型糖尿病发病率上升了33%。我国儿童的2型糖尿病发病率也在明显上升。

另外，大多数人认为到成年期才发生的糖尿病应该是2型糖尿病。殊不知，还有一种介于1型和2型糖尿病之间的所谓“1.5型糖尿病”，它的学名叫“成人隐匿性自身免疫糖尿病”(英文简称为LADA)。它本质上属于1型糖尿病，糖尿病自身抗体检查呈阳性，但它起病又具有迟发、隐匿的特点，发病初期口服降糖药治疗有效，无须使用胰岛素，这点又符合2型糖尿病的特点，所以非常容易被误诊为2型糖尿病。目前估计，LADA这种特殊类型的糖尿病约占10%～15%。对于这部分患者，应争取早期确诊，尽早使用胰岛素，以保护残存的胰岛功能，避免并发症发生。

误区6. 过分轻视或过分重视糖尿病

某些初患糖尿病的患者往往容易走两个极端：一是放任自己，不去就医，任其发展，具体表现为听之任之，满不在乎，这部分人或者症状轻微，或者对糖尿病的危害一无所知，觉得早晚都要死，活一天就快乐一天，不能对不起自己的嘴巴，因为糖尿病是一个缓慢发展的疾病，因此有的人在早期没有更多的症状又不影响工作和生活的情况下，就盲目乐观地认为不必积极防治；二是谨小慎微，稍有不适，就怀

疑自己患了严重并发症，表现为过分谨慎，不敢越雷池半步，不敢吃这，不敢吃那，以致体质和免疫力逐渐下降，以致经常感冒、感染，使血糖更加难以控制，促进了并发症的发生。这两者都会影响糖尿病的科学治疗，最终导致各种并发症的发生。其实初患糖尿病时，患者对糖尿病需要一个从“无知”到“有知”的认识过程。在从恐惧、怀疑到逐渐接受现实的过程中，有些患者会走一些弯路。因此，对于初诊的糖尿病患者来说，应加强糖尿病知识的学习，了解自己的病情，积极主动地配合医生治疗，同时消除恐惧的心理，坦然面对疾病，“既来之，则安之”，从思想上重视糖尿病，避免不良的心态导致不良的情绪而延误治疗。

虽然糖尿病是终身疾病，至少在目前的科学技术水平上还没有根治的方法，但是只要综合治疗、方法得当，血糖控制良好，不出现或少出现并发症，也一样可以健康而快乐地生活，一样可以享受天年，所以糖尿病患者不要过于悲观、自暴自弃，要积极主动地控制病情。

误区 7. 恐惧糖尿病

一旦意识到真正患上了糖尿病后，有的患者悲观失望，尤其是年轻患者，刹那间觉得学业、爱情、事业都灰飞烟灭；有的人甚至自暴自弃，消极厌世，不积极配合治疗，放任病情肆意恶化；有的患者焦虑恐惧、惶惶不可终日，害怕糖尿病影响自己未来的工作和生活，害怕婚姻关系受挫，家庭不能团聚，害怕连累家人等；有的患者过分内疚自责，特别是当自己的子女年纪轻轻就得了糖尿病时，认为是自己遗传给子女的，内心十分苦闷；有的则表现为听之任之，满不在乎，这部分人或者症状轻微，或者对糖尿病的危害一无所知，或者不愿意对不起自己的嘴巴，或者本已高龄，不愿意约束自己，也不在乎病情之好坏等；有的表现为从不相信正规医院医生对病情的分析和判断，也不遵守医嘱，而相信报纸、电视上的“神医”，倾巨资务求根治，结果既花了钱，又耽误了病情，事后还后悔不已。

误区 8. 糖尿病患者不在意情绪低落和无精打采

糖尿病患者血糖太高，会使人犯困和无精打采，所以往往吃完饭就想睡觉，其原因就是由于饭后血糖太高。但是如果血糖基本控制后你仍有以下情形：即使不想睡的时候也打不起精神、睡眠紊乱、对以前很喜欢的活动突然了无兴趣、食欲不振，以及喜怒无常、思维迟钝，那么就有可能患上了抑郁症。其实像糖尿病这样的慢性病，出现精神抑郁是比较常见的。这时很重要的就是坦诚地告诉医生你的这些感受和变化，诊断抑郁症的方法是很简单的，而且治疗的效果也大多很好，关键是要及早就诊、及时诊断和治疗。否则，长期的心情压抑、情绪低落不仅会大大降低你的生活质量，还可能使你对以往曾十分努力的糖尿病各种治疗和自我保健措施变得不再积极主动，糖尿病的治疗效果也很难维持和巩固。

误区 9. 糖尿病患者的心理误解

(1)不以为然：糖尿病早期患者一般都症状较轻甚至根本没有症状，有的还可能反常地“红光满面”，给别人一种“体格健壮”的假象，进而误认为血糖高些对身体健康并无大碍，认为得了糖尿病无非就是血糖高点儿，对疾病采取满不在乎的态度，导致病情进一步发展。还有的患者甚至怀疑医生诊断有误，拒绝改变饮食习惯和积极主动地配合医生服药治疗。

这一阶段心理疏导十分关键，帮助患者改变错误的认知，接受现实，建立战胜疾病的信心，耐心细致地介绍有关糖尿病的知识、高血糖的危害性和不及时治疗可能发生的并发症，帮助他们认识疾病的发生、发展过程，加强他们对饮食、运动及科学用药的重视程度，使其改变对疾病怀疑、拒绝治疗及满不在乎的心态。

(2)恐惧焦虑：由于糖尿病是一种难以彻底治愈的终身型疾患，而且随着病情的发展还会出现种种并发症，加上因缺乏相关知识或认识的片面化，一些患者产生焦虑、恐惧的心理也在所难免。他们害怕被截肢而成残疾人，恐惧疾患带来的难以想象的麻烦，更恐惧折寿和死亡。

对此类患者医生要耐心倾听他们的主诉，进行心与心的交流，了解焦虑、恐惧产生的原因，利用语言技巧尽快安定患者的情绪，给患者以支持、鼓励，适时进行糖尿病知识宣教，让患者认识到糖尿病并非不治之症，其死亡率远比许多疾病都低得多，绝大多数患者的病情都可望得到有效控制，患者中的长寿者也比比皆是。指导如何选择和控制食物，帮助患者制订生活作息表，积极进行体育锻炼，以转移其消极心境。指导患者进行自我调节，学会做情绪的主人，使患者正视自己的病情，正确对待生活，从而缓解心理障碍。

(3)悲观沮丧：青少年处于求学、创业、恋爱的大好时光，他们得知没有根治的可能，常有一种愤怒的情感，加之必须终身控制饮食，更加重了愤怒的心理。他们感到被剥夺了生活的权利与自由，对生活失去信心，情绪低落，整日沉浸在悲伤的情绪中，情感脆弱，对治疗采取消极的态度。还有部分老年患者，他们原本梦想着在辛苦一辈子后好好享受生活，快乐地度过晚年。可现在却不仅这不能吃那不能吃，而且几乎天天得服药打针或上医院，同时还深深担忧病情是否会加重。实际上绝大多数患者在被诊断出疾病后，都会悲观沮丧上好一阵子，而且难以自拔。

对此类患者医生要用亲切、诚恳的语言取得其信任，建立良好的医患关系，用宣泄法使积聚在患者内心的忧伤、委屈及怒气发泄掉，以升华法转移其矛盾心理，并且反复讲述糖尿病的治疗前景，让患者积极主动地配合治疗。

(4)抱怨内疚和自责：有的患者在认识到糖尿病与遗传相关时，便抱怨父母乃至祖宗八代怎么偏偏把病“传”给了自己。有的罹患有糖尿病的家长在得知子女也罹患上糖尿病后，深深的内疚感便油然而生。有的患者认为自己患病后不能照顾家庭，长年治疗又需要大量金钱，造成家庭经济拮据而感到自责内疚，认为自己成了家庭的累赘，产生了深深的自责。

让此类患者了解目前虽不能根治糖尿病，但合理地控制饮食，适当地运动，科学地用药，良好的情绪，可以很好地控制病情，并能像健康人一样工作、学习和生活。在尽可能的条件下，协调社会各方面的关系，帮助患者解决实际困难，以减轻其心理负担，同时取得家属的配合，使患者调适不良心态，增强自我保护意识。

(5)抗拒对立：如果对患者的上述种种负面情绪听之任之，时间一长便很可能发展至跟医护人员和家人的情绪对立，甚至抗拒治疗。此外还有一些患病时间较长、并发症多且严重，而治疗效果又不明显的患者，很可能对用药或治疗失去了信心，认为无药可医，迟早都是死，表现出冷漠、无动于衷，对医务人员采取不理睬、不信任、不配合的“三不”态度。

对这类患者首先用温和的语言、熟练的操作、丰富的医疗护理基础知识取得其信赖，主动与患者谈心，合理提供治疗信息，对病情变化、检验结果主动向其做科学的、保护性的解释，帮助患者重新树立治疗信心。用正确的人生观、社会观感染患者，增强战胜病魔的信心。

(6)掉以轻心：有些患者在经过一段时间治疗之后，血糖成功地下降至正常水平，就自认为病已治愈而自行停药，并放松了对饮食的合理控制，也不注意劳逸结合，直到血糖急剧上升，病情变本加厉时才后悔莫及。这里必须强调的是，这样的反反复复可能使得疾患更加难以治愈，甚至带来致命危险！

(7)药物万能：对糖尿病患者来说，药物治疗当然是重要的，但过分依赖药物甚至迷信药物却又是不可取的。要知道，糖尿病的发生是在一定的遗传和环境背景下，由不良的生活习惯、精神心理等多种因素所致。因此，在服用药物的同时还要重视平衡饮食、控制体重、劳逸结合、调适心理、锻炼身体、戒烟限酒等非药物疗法，这样疗效将更为明显。

(8)矫枉过正：有的患者为了更快地“降糖”，便过量、过频用药，或过度节食、过度运动，最后造成低血糖，严重的还可能导致昏厥。

误区 10. 糖尿病不是致命的疾病

糖尿病本身不是致命的，但它所引起的上百种并发症中，很多都可以轻易地致人于死地，包括冠心病、肾病、中风、坏疽溃疡、皮肤病变等。医学统计，糖尿病患者患冠状动脉疾病的几率比一般人要高出400％，80％的糖尿病患者最终死于心血管病。除了一些致死的并发症之外，还有一些非常令人关注也是经常发生的并发症，如失眠和性功能障碍。大约10％的患者在发病15年后会发展成严重的视力损伤，而2％的患者将完全失明。眼睛是心灵的窗口，而糖尿病已经是导致眼睛失明的最大原因之一。

糖尿病是慢性终身疾病，只要你戴上了糖尿病的“帽子”，这个“帽子”将伴你终身。这话虽然残酷，但却是事实。在漫长的病程中，将可出现损害心、脑、肾、眼、神经、皮肤、肢体及肠胃等全身各系统各脏器的并发症。有资料显示，我国糖尿病患者有9000万人，已确诊的患者中约有60％血糖控制很差，久而久之将会导致严重的并发症，甚至致残、致死。

糖尿病对生命的危害主要来自它的并发症。其并发症分为急性与慢性两大类。急性并发症有酮症酸中毒昏迷、高渗性非酮症昏迷、低血糖、乳酸性酸中毒。这些并发症发病都很急，也很严重，会危及生命，其主要原因是血糖太高。这是糖尿病的陷阱，要当心！

慢性并发症是由长期糖尿病所引起的。如糖尿病心血管病（冠心病、心肌梗死、脑梗死）。“糖尿病就是心血管疾病”作为一种临床的新理念正在国内外叫响，因为80％的糖尿病患者最终会死于冠心病。糖尿病患者缺血性心血管病患病率较一般人高3倍，发生中风、高血压和冠心病的危险性也增高3倍，常因便秘引起血压急剧升高，心脏负荷加大，诱发急性心肌梗死的几率大大增加。

慢性并发症还有糖尿病肾病、糖尿病视网膜脱落、眼底出血、糖尿病足等。糖尿病患者肾功能衰竭较一般人高25倍。在需要做血液净化（血液透析、洗肾）的患者中，糖尿病肾病占第 1 位（1/3）。糖尿病肾病已逐渐成为导致尿毒症的主要原因。尿毒症患者每年以 10%以上的速度增加，其中增加部分主要来自糖尿病。尿毒症患者一年的最低费用至少 6～12 万元，血透析患者每年要上医院透析 100 多次。尿毒症给患者及其家属造成了巨大的痛苦，也给家庭和社会带出沉重的负担。

糖尿病引起的眼部并发症及致盲人数也随患病率增高而相应增多。糖尿病性视网膜病变（又称糖网）、虹膜红变、继发性青光眼是糖尿病最常见的眼部并发症。这些并发症发展的最终结果是失明。糖尿病患者双目失明较一般人高 25 倍。糖尿病严重时，足溃疡、足坏死、足坏疽，甚至需要截肢，是糖尿病严重并发症之一，称为糖尿病足。

误区 11. 有了糖尿病，“性”福生活就算了

糖尿病患病时间长了，不论男女，对性生活都有一定的影响，但适当的性生活并不会加重糖尿病。这就要求患者首先要控制血糖水平达标，其次要治疗局部的炎症（糖尿病患者易发生泌尿生殖系统的感染），然后要监测“性”福后的血糖水平，做心中有数。女性患者如果性生活时局部干涩，可以在局部使用一些专用润滑膏类。男性患者有勃起困难的可以借助药物来完成，但要注意心脏对药物的不良反应，最好在专科医生指导下使用，避免猝死的发生。

误区 12. 病情轻则无须用药，诊而不治

部分糖尿病患者认为自己的糖尿病比较轻，症状也不明显，服药不服药感觉上差不多，或自以为早期疾病，症状轻，不重视，怕吃了药就没法停下来，抱着过一天算一天的态度，因此丧失早期治疗、容易治疗、疗效好、医疗费用低的机会。持续几年后，当发生心、脑、肾、眼、神经病变等症状后，又极端恐慌，生活小心翼翼，饮食上几乎是任何主食都不敢吃，由于长期能量供给的不够，而引起贫血、乳酸性或

酮症酸中毒等另外一种严重后果。糖尿病是一种“秋后算帐”的疾病，关键是要在并发症发生前加强防治，这样才有可能争取到较好的效果。早期一元钱能办的事，千万别拖到以后花十万元也办不成。

误区 13. 单纯依赖药物，忽视生活调节

糖尿病是一种与生活息息相关的疾病，生活调节在整体治疗中占有十分重要的地位，糖尿病与长期饮食过多，体格肥胖，活动减少，烟酒嗜好等因素有关。祛除上述不良因素，血糖往往有很大下降，从而起到很大的辅助治疗的作用。研究表明：对用药物治疗的糖尿病患者进行正确的生活调节，较不进行生活调节的人，一般来说服药量少，血糖控制的也较满意。相当一部分患者康复后长期停用药物。所以合理进行生活调节，尽量减少降糖药物的种类和数量，是糖尿病患者的明确选择。

误区 14. 盲目听信广告，不信医生

糖尿病的病因非常复杂，到目前为止，医学界尚未完全明确糖尿病的发病机制。目前市场上有许多号称“包治糖尿病”的中药，其实是夸大其词。有的中药能改善糖尿病的症状，但是目前还没有找到能有效降低血糖的中药。更危险的是，在中药中加入某些降血糖的西药，反而会因成分的不确定性带来用药安全等问题。其实，这些药绝大多数都是根本不可能获得国家批准的假药。因为医学界目前还没有找到根治糖尿病的方法，中医药对糖尿病慢性并发症的确有一定的防治作用，但不可能达到根治效果。

我们必须明白糖尿病是一种慢性疾病，目前的研究还未研究出“根治糖尿病”的“特效药物”！随着糖尿病患者的增多，良莠不齐的治疗糖尿病的广告满天飞。有些患者正在接受医生的正规治疗方案时，却因盲目听信广告推荐的“特效药”或“新技术”而放弃了原来的治疗，耽误病情。须知，只有专业医生才能掌握最新的治疗技术和新

药信息，而患者的信息却往往来自于小道消息或不可信的广告。其实，治疗糖尿病强调“治疗措施的个体化”，即每个患者患病长短不同，血糖控制情况不同，是否出现了糖尿病的并发症不同，治疗方案是因人而异的。那些不经过全面的体检，往往称只要服用某种药物一两个疗程，就可以达到治疗糖尿病的疗效的广告，千万不可轻信。

我们目前的医疗手段已经可以将患者血糖控制在一个正常的水平，只要坚持长期正规的治疗，糖尿病患者可以像正常人一样生活工作。因此，一旦发现自己可能患上了“糖尿病”，最科学的方法是选择正规的医院，请专科医生根据您自身的整体健康状况，制定一个适合您的，而且是规律、全面的检查治疗方案。并且建议糖尿病患者定期到医院复查，要知道血糖反映的是病情的一个“点”，糖化血红蛋白反映的是病情的一条“线”，加上血脂、血压等相关检查反映的是病情的一个“面”，而相关并发症的检查反映的才是病情的“整体”。

误区 15. 新的基因疗法可以根治糖尿病

经常可以在报纸上看到一些广告，声称新发现的基因疗法可以根治糖尿病。糖尿病主要分 1 型与 2 型糖尿病：1 型是胰岛细胞受破坏导致胰岛素绝对缺乏；2 型是胰岛素抵抗导致胰岛素相对缺乏。1 型糖尿病的根治办法是通过促使胰岛细胞再生或胰岛细胞移植进行，目前的方法尚处于临床试验阶段，未达到可以大规模应用的程度。而 2 型糖尿病的发病机制非常复杂，迄今尚未能清楚阐明，更谈不上根治了。不少广告宣称“根治糖尿病”，不是利用患者想治愈糖尿病的心理发财又是什么呢？

误区 16. 相信保健品及广告

坚信某种保健品可以控制血糖，甚至能根治糖尿病。不去正规医院看医生，不做正规检查，相信广告中的老中医，某教授的秘方。根据药品广告，自行选择服用降糖药或保健品，放弃正常饮食运动及药物治疗。

现在市场上号称能降血糖的保健品很多，不少患者以为“是药三分毒”，吃保健品肯定比吃药更保险些，所以就花很多钱自己购买所谓“治疗糖尿病”的保健品。有些患者还认为，那些保健品的效果还不错，吃了以后，血糖真的降下来了。

正确认识真正能够治疗糖尿病的是药品，而不是保健品。有不少号称能够降糖的保健品，其实是在里面添加了一种叫作“格列本脲”的药物。这种药物价格便宜且降糖效果很好，但是会对患者产生很多长期性的危害。因此，患者在服用这种药物时，必须有医生的严格指导。如果擅自服用，会对身体产生很多不良后果。

误区 17. 治疗糖尿病虚假广告的种种招数

“糖尿病治疗两个疗程保你全愈！”—这些曾张贴在大众媒体上的广告，不知欺骗了多少无辜的消费者。这些虚假广告主要集中在医疗、药品、医疗器械和保健食品上。它们的共同之处是：不负责任地夸大、神化产品功能和疗效，对那些“病急乱投医”的消费者来说有很大的诱惑。可一旦消费者相信这样的广告，不但蒙受了经济损失，还会因延误时间而丧失最佳的治疗时机。

(1)这类广告称：“成功地总结出治愈糖尿病新疗法——‘胰岛还原渗透疗法’……从治标到治本，从对症下药到消除病毒，‘胰岛还原渗透疗法’将彻底扭转糖尿病不能从根本上康复的传统观念，也将结束糖尿病患者的终身痛苦”；“无论糖尿病病史多长、病情多重，一般患者 7～10 天显效，2～3 个疗程即可康复停药，且愈后不易复发、不反弹”；“无论糖尿病病史多长，病情多重，均能使胰岛组织 1～3 个疗程内恢复正常的分泌功能，使血尿糖自然平衡地下降到正常值，且不易反弹，不复发”。

(2)在广告中虚构编造出根本不存在的权威或权威机构，欺骗不明真相的患者。如有条广告吹嘘说“某某消渴茶”标志着“糖尿病患者迎来新的曙光”，这种药是“中国糖尿病协会”的推荐产品，并说推荐专家成某某是中国糖尿病学会的常委，王某某是中国糖尿病学会副会长，李某某是中国糖尿病学会副会长。其实，中国根本就没有“中国糖尿病协会”，中华医学会糖尿病学会的主任委员（会长）、副主任委员（副会长）根本不是广告所说之人。

（3）在吹嘘某种药品疗效的同时，对治疗糖尿病给出了错误的说法。有一媒体刊登的没有任何批准文号的广告，打着“诺贝尔医学奖”的旗号，说某种药“开辟了人类彻底挑战糖尿病的先河、糖尿病有望可治”，并说该药经过中华医学会专家的推荐。经联系查对，中华医学会并不知道有此事，也没有听说过有“诺贝尔医学奖”治疗糖尿病药物问世。

（4）一些药品、医疗器械的广告中称，经过一段时间的治疗，糖尿病可以根治，永不复发。要知道，目前医学界把糖尿病定为终生疾病。欲长期有效地控制血糖就必须坚持饮食控制，甚至需要终身药物治疗。迄今为止医学上仍然难以从根本上治疗糖尿病，那些所谓根治糖尿病的宣传，均是对患者的误导。

（5）有的商业广告中宣称，只需要服用某种产品就可以将血糖恢复到正常，可以停药。要知道现有的中、西药对糖尿病的作用均不是“治疗”，而只是“控制”。而治疗糖尿病是以控制饮食为主，辅以降糖药物治疗，需终生服药，以维持体内正常血糖水平，延缓或减少糖尿病并发症。如果已经用药的糖尿病患者任意停用药物，血糖将会很快回升，严重的会产生糖尿病酮症酸中毒，甚至昏迷危及生命。

（6）某些“糖尿病食品”商家，出于商业目的，宣传该产品对于糖尿病患者十分安全，不用限量。饮食治疗的目的在于控制总热量和均衡饮食，而并不在于专门吃所谓的“糖尿病食品”。其实“糖尿病食品”中的营养成分与普通食物没有什么不同。患者如果不注意糖尿病饮食治疗的原则，而认为只要吃“糖尿病食品”血糖就没有问题，这是很危险的。另外，某些保健品称其含有的膳食纤维确实可以在一定程度上促进肠蠕动，减缓身体对糖分的吸收，但是在宣传中怂恿患者"想吃就吃，想喝就喝"完全违背糖尿病饮食控制的原则，不知害了多少人。

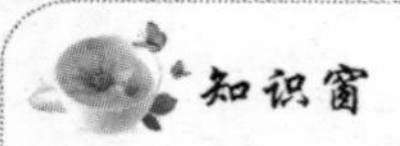

知识窗

糖尿病治疗现状

"糖尿病临床治愈已初现曙光，但根治糖尿病仍是梦想。"卫生部中日友好医院内分泌代谢病中心主任医师张波近日针对各类虚假"治愈"广告等提醒糖尿病患者，勿信虚假宣传或广告，以免经济受损、延误病情。

误区18. 好医生啥病都能看

许多患者错误地认为，好医生应该像传说中的老中医那样，看一眼就能知道啥病情。事实上，病情描述对诊治方案至关重要。医生根据你的患病时间、症状，正在服用的降糖药物、服用的时间、剂量，近期的血糖变化等详尽描述，才能有的放矢地制定正确的治疗方案以及后续方案的调整。因此，糖尿病患者在日常生活中要做一个有心人，详细记录病情的点滴变化，最好做一个表格，明确标示时间、血糖、服用药物情况，为医生的治疗提供可靠依据。

误区19. 糖尿病不过是血糖高点，没什么大不了的

糖尿病是一种慢性病，具有很大的危害性，能够引起长期的并发症。糖尿病患者的冠心病、脑血栓发病率是非糖尿病患者的2～4倍，并且愈后不好。糖尿病肾病在西方是导致肾功能不良的主要原因，而在中国是肾功能不良的第三大原因(排在前两位的是高血压和慢性肾炎)。此外，糖尿病患者超过十年病情是导致成年人失明的最主要原因。而糖尿病患者截肢患者是非糖尿病患者的17倍。

不少人对糖尿病不关注，忽视这种疾病。血糖高不可怕，可怕的是长期高血糖引起的并发症。

由于糖尿病早期仅表现为血糖升高，没有任何不适症状，但若不及早发现，积极干预，其眼、肾、周围神经并发症将在8～10年后出现；肾衰、失明、足坏疽、心肌梗死、脑梗死等并发症将在15年后陆续出现。

如果能在糖尿病早期接受正规治疗，不但血糖可以控制得较好，还能大大延缓并发症的发生和发展。反之，等出现了心、脑、肾、眼等并发症之后再治疗，即使付出几倍乃至几十倍的努力，也未必能收到满意的效果。

在临床上，不少糖尿病患者是以“并发症”为主诉（如眼睛看不清，手脚发麻）来就诊的。这些患者虽看似“新人”，但实际上都已经有5～8年的糖尿病史，最佳治疗期已过。因此，有肥胖、高血压、冠心病、痛风、血脂异常等糖尿病高危因素者，以及40岁以上成人，应定期查血糖（空腹血糖、餐后2小时血糖），以便及早发现糖尿病。糖尿病患者应每年做尿微量白蛋白测定、眼底、神经传导速度等检查，以便早期发现并发症，及时干预。

误区20. 服用不正规的药物

一些不负责任的宣传，诱导一些糖尿病患者花钱买各种所谓可以治愈糖尿病的药物，好多患者希望可以通过这些不正规药物能治愈糖尿病，不再终身服药。有的患者在服降糖药的同时，加服这些不正规药物后，出现低血糖，但找不出原因；有些患者干脆停服降糖药，只吃这些不正规的物，从而导致血糖升高。长时间高血糖可导致糖尿病并发症。

误区21. 吃了降糖药就可放开吃了

糖尿病患者还有一个饮食控制的误区，是觉得自己已经吃上降糖药万事大吉，就可以放开了吃。无节制的饮食是糖尿病患者的大敌，超量饮食会引起餐后血糖急剧升高，给本已脆弱的胰岛功能添加了更多负担。因此，选择药物治疗在控制空腹血糖的同时，不可忽视餐后血糖的控制。

餐后血糖与糖尿病大血管合并症有极为密切的关系，它的变化不但直接影响整体血糖控制，而且比空腹血糖更能预测心脑血管并发症的风险。饮食合理，再加上有效的药物治疗，包括恢复胰岛素早时相分泌的那格列奈(唐力)等口服药，糖尿病的疾病进程就可望延缓。

误区 22. 胰岛素是激素，激素对人体有害

一提到激素，人们总有本能的反应认为是不好的，比如激素会让人发胖，激素会让孩子性早熟，所以有人就想当然的认为胰岛素是激素，激素对人体有害。

胰岛素是我们身体分泌的一种激素，是人体内唯一的一种降血糖激素，它不是性激素也不是糖皮质激素。只要正确使用，胰岛素对人体是没有任何害处的。而任何口服药物都属外来药物，多少会有药物毒性。胰岛素必须通过皮下注射给药，可能会给患者带来不便。即便如此，胰岛素治疗的优越性仍然是口服降血糖药物无法相比的。在西方发达国家，有超过 50%的 2 型糖尿病患者都接受胰岛素治疗，而在中国只有 10%～20%，并不是说中国的糖尿病患者不需要用胰岛素，而是因为中国人对胰岛素的误解太深，加之中国的糖尿病教育工作仍做得远远不够，同时与全民文化素质也有很大关系。

误区 23. 人越瘦，胰岛素越缺乏

不同糖尿病患者的治疗是不一样的，其中胖瘦程度对于判断病情、选择治疗方法有重要的意义。

一般而言，1 型糖尿病患者多数消瘦；2 型糖尿病多数肥胖，这与胰岛的功能有一定关系，胰岛素抵抗明显的人较胖，而胰岛功能较差

的人多数较瘦。这是因为胰岛素是一种促进能量储存、机体生长的物质，胰岛素缺乏越明显，越不容易储存能量，于是人就会消瘦。反之，胰岛素抵抗明显，血中胰岛素水平较高，就容易发胖。

其实，瘦人更该用胰岛素。糖尿病患者不管胖瘦都应该进行饮食控制和运动，但医生会制订不完全相同的方案。胖的人饮食控制应该更加严格。在用药上，胖的人多首选口服药特别是二甲双胍治疗或与其他药物合用；而瘦的人一般首选磺脲类或胰岛素治疗。当然，医生还会根据安全性、年龄、糖尿病病程等因素综合考虑，制订更加合理的个体化治疗方案。

误区 24. 胰岛素是鸦片，不能打

众所周知，胰岛素是降血糖最好的武器。然而，不少糖尿病患者对胰岛素存在诸多偏见，甚至认为胰岛素注射后会成瘾，拒绝胰岛素治疗，丧失了治疗机会从而造成严重的并发症。但事实上。有些胰岛素分泌已严重不足的患者，只靠饮食控制和运动治疗不能控制住血糖，就需要及时注射胰岛素，减低并发症发生的几率。其实胰岛素是体内的正常激素，因为需要，正常人每天要产生并分泌大量的胰岛素。1 型糖尿病自身绝对不能产生胰岛素，因此需要终身使用外来胰岛素治疗；2 型糖尿病体内胰岛素是相对不足，因此起先可用口服药物促进人体胰岛素的产生和作用，但其中半数以上终因长期药物刺激使人体胰岛功能衰竭，而需用外来的胰岛素治疗。因此胰岛素治疗完全是因为病情的需要而定，而且胰岛素是正常人体激素，何以能用“鸦片”这种东西来形容它呢？

对 1 型糖尿病患者来说，因为口服药物对他们没有效果，因此他们别无选择，为了生存下去只得接受胰岛素治疗。对于需要用胰岛素治疗的 2 型糖尿病患者，要说服他们接受胰岛素治疗，往往是一件让许多医生都很头疼的事。就有这样一位患糖尿病多年的患者，因病情需要，医生建议他打胰岛素，但他总是拒绝，以致病情越来越重，

最后不得不面临截肢。原因就在于在患者心中有一个根深蒂固的但却非常错误的观念:胰岛素是鸦片,打上之后就再也离不开了。这种观点之所以根深蒂固主要就在于我们曾经给两种糖尿病起了非常容易让人误解的名字—“胰岛素依赖型糖尿病”和“非胰岛素依赖型糖尿病”。正因为这个原因这两个不恰当的名称已渐渐被医学界废弃不用。另外,许多非专业医生的错误讲解和宣传也是造成糖尿病误区观念的重要原因。为了不使以上悲剧在其他患者身上发生,对2型糖尿病下列情况需要应用胰岛素。①经足量口服降糖药治疗后,血糖仍未满意控制者;②合并急性并发症;③合并严重的慢性并发症;④合并有严重的疾病;⑤感染;⑥手术和应激;⑦妊娠等。以上这些情况使用胰岛素多数是暂时性的,将急性状态消除后仍可改用口服药。而对那些本来对口服降糖药失效的患者,使用胰岛素一段时期后,一方面消除了高葡萄糖毒性;另一方面可以让胰岛B细胞得到休息和恢复,可能重新唤起胰岛B细胞对口服降糖药的反应性,这时可考虑改用口服降糖药。当然,如果自身B细胞功能完全衰退,或者上述合并情况不能去除,就需要长期注射胰岛素。

对2型糖尿病患者,首先会对胰岛功能进行评估,如果胰岛功能确实已经衰竭或是有了衰竭的趋势,则会建议胰岛素治疗,有很多种降糖药物联合使用不能控制的患者仅使用少量的胰岛素即可获得理想的血糖控制。除此之外,有研究表明,对于2型糖尿病患者,早期使用胰岛素,减轻自身器官的负担,让其得到充分的休息,还有助于胰岛功能的修复和恢复,胰岛素注射可在使用一个阶段后逐步撤除,可改为口服降糖药治疗。再者,相对于口服降糖药来说,胰岛素的不良反应是最小的,因为胰岛素本来就是人体内存在的内分泌激素,只不过糖尿病患者的分泌量远远小于正常人,需要找“外援”而已。由此可见,早期使用胰岛素,不仅保护了自身的重要脏器,延缓慢性并发症,而且还避免了胰岛素所谓的“瘾头”。

另外,有观点认为:对于新诊断的2型糖尿病患者,这些患者胰腺是处于病态的,所能分泌的胰岛素能力本来相对不足,如果此时使用某些口服药物“逼迫”胰腺强行释放胰岛素，往往会导致胰腺会枯竭，丧失分泌胰岛素的功能，而此时采用注射胰岛素强化治疗（往往采用胰岛素泵模拟正常人胰岛素分泌）可使已经“筋疲力尽”的胰岛细胞得到“休整”，同时可以减轻高血糖对胰岛细胞的“糖毒性”，使胰岛细胞恢复其功能，正常工作。当然，此类患者胰岛功能已有一定损害，仍需密切检测血糖，必要时仍需要服用药物或注射胰岛素来控制血糖。

胰岛素是一种很好的疗法，它能够有效地控制血糖，保护胰岛功能，防止或延缓并发症的发生。而且胰岛素的应用是根据病情的需要进行的。该用胰岛素的时候不接受胰岛素治疗，盲目认为胰岛素会“上瘾”，或错误认为用胰岛素是疾病重的表现，会贻误病情。现在随着医疗技术的进步，胰岛素的剂型、给药方式和给药途径都有了长足发展。目前胰岛素有超短效、短效、中效和长效剂型，针对不同的病患可以一天注射 4 次、3 次、2 次和 1 次，可以单独使用、放入胰岛素泵中或联合口服药物治疗，运用灵活机动。除了皮下注射外，口服、雾化吸入、皮下埋植的胰岛素也在研发之中。胰岛素的使用将会越来越方便、灵活、机动，可以为不同患者的需求“量身定做”，给病患带来更多的益处和更小的痛苦，同时可减轻患者的心理负担。

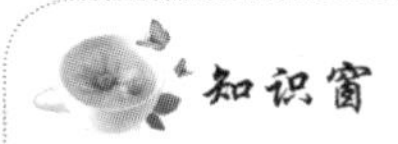
知识窗

胰岛素产生机制

胰岛素产生部位在胰腺；胰岛素的作用是控制血糖含量；胰岛素是机体内唯一降低血糖的激素，也是唯一同时促进糖原、脂肪、蛋白质合成的激素。作用机理属于受体酪氨酸激酶机制。

误区 25. 病情加重时才用胰岛素

许多人都有这样的错误观点：“我现在只需要偶尔吃点药就可以

把血糖控制好，胰岛素还是留最后需要的时候再用”。往往有好多患者因为这样的观点，耽误了病情，使病情越来越严重，正确使用胰岛素应该是在病情需要时就接受胰岛素治疗，哪怕是很短的一段时间，也可以让累了的胰岛 B 细胞得一点休息，这样可以延缓胰岛 B 细胞功能衰竭的发生。

近年来，国际上对 2 型糖尿病胰岛素应用指征明显放宽，总的趋势是更加积极，在考虑人为高胰岛素血症的利弊时，更注重于血糖的控制达标。随着糖尿病病程的延长和患者年龄的增长，胰岛细胞会日渐“衰老”，合成和分泌胰岛素的能力便会逐渐衰退。早期及时使用外源胰岛素治疗使血糖降低，并同时减少或不用刺激自身胰岛素分泌的药物，能减缓胰岛细胞衰亡的速度。

越来越多的研究发现，2 型糖尿病患者体内同样缺乏胰岛素。2 型糖尿病的病理基础是胰岛素抵抗和分泌缺陷。体内胰岛素少了，可以通过口服药物刺激胰岛素分泌或注射胰岛素来补充。早期使用胰岛素治疗，一旦血糖正常了，不但可能停用胰岛素，而且还可能停掉其他口服降糖药，依靠生活方式干预来保持疗效。

误区 26. 不接受早期联合应用胰岛素

糖尿病患者假如单纯用口服药控制不好血糖水平，就应该早期联合应用胰岛素。若出现急性并发症和严重慢性并发症的情况，必须使用胰岛素。患者应当明白口服用药和注射胰岛素只是给药途径不同，要根据血糖水平决定胰岛素的使用。假如血糖水平非常高，空腹大于 14 毫摩尔/升时，应该先使用胰岛素，让血糖尽快降到正常水平，避免胰岛细胞在长期高糖作用下衰竭，这就是胰岛素的休息疗法。

误区 27. 相信糖尿病可以根治

糖尿病的病因非常复杂，到目前为止，医学界尚未明确糖尿病的发病机制。

许多糖尿病患者确诊后，并不能面对现实、积极治疗，而是到处寻求“秘方”。企图根治糖尿病，从而盲目迷信一些所谓“祖传秘方”、“专治糖尿病”、“服药 2 疗程包好”等不负责的广告宣传。这样既不能达到治疗目的，又浪费钱财和耽误治疗时机，甚至诱发糖尿病酮症酸中毒等急症，危及生命。

现在一些医疗广告中所见的“糖尿病根治秘方”及“气功治愈糖尿病”等宣传。其实就目前医学发展水平前言，糖尿病是一种全身慢性进行性疾病，除少数继发性糖尿病外，原发性糖尿病是终身性疾病。是不能根治的。

现代医学认为，糖尿病是由多种因素综合影响造成胰岛素分泌不足和/或肝脏、骨骼肌、脂肪等组织对胰岛素的作用不敏感（即胰岛素抵抗）所致，是一种依靠目前的医疗水平尚不能根治的终身性疾病。然而糖尿病绝对不是一种不治的绝症，只要通过正确、及时的治疗，就可以获得很好的治疗效果，从而使糖尿病患者享有和正常人一样的生活、学习、工作和寿命。因此，任何宣称能根治糖尿病的方法都是不可靠的、虚假的。

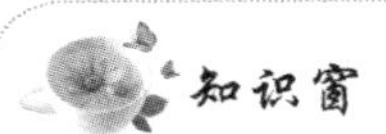

“根治糖尿病”药物尚未研发

专家提醒：不少广告宣称“根治糖尿病”，是利用患者想治愈糖尿病的心理发财，在医学领域至目前为止还未研发出可以“根治糖尿病”的药物，望广大糖尿病患者不要轻易上当，诊断出糖尿病后，应立即去正规医院接受治疗。

糖尿病是一种与生活习惯、情绪变化、饮食规律等有密切关系的疾病，患者对疾病的态度将在很大程度上影响治疗的效果。如对疾病产生紧张、焦虑等情绪，可促使对抗胰岛素作用的激素分泌增加，而造成血糖的波动，如对疾病采取放任自由的态度也十分不利，患者不注意饮食控制，糖尿病的血糖当然也难以控制，长期高血糖就会造成严重的后果。但是对待糖尿病也不能过度悲观，糖尿病是一种可以被控制的疾病，只要认真去对待它，通过各种治疗方法，把血糖控制在正常范围内，则患者的生活质量依然可以得到良好的保证，同样可享受到长寿的人生。

误区 28. 糖尿病的综合治疗，就是药物叠加

有些患者认为糖尿病的综合治疗，就是药物叠加。其实这种观点是错误的。

这种治疗误区往往是患者出现合并症后，一些医生的一贯做法，初期患者无并发症的时候，没有耐心地进行综合教育和预防，而出现并发症的时候就开始“头痛医头，脚痛医脚”被动应战，应战的方法就是简单的“加法原则”，出现什么症状吃什么药，致使患者经济负担成倍增长，同时，大量的药物造成的肝肾负担及损害则更加严重，最终导致患者经济透支与体能透支，并发症却越出越多！所以必须在糖尿病初期就进行综合治疗！

误区 29. 眼睛牢牢盯在血糖上，就不会得冠心病

常常遇见这样的患者，血糖控制得不错，可还是得了冠心病、脑梗死。这是因为忽略了导致冠心病的其他重要因素。糖尿病患者患冠心病的几率要比正常人高 3～4 倍，其中的原因有多方面，如肥胖导致的高胰岛素血症、高血压、高血糖、血脂异常、高黏血症、高凝血症等，高血糖只是诸多因素中的一种而已。可见如果仅仅盯在血糖的控制上，而忽略其他因素，可能还是避免不了冠心病的发生。

有关研究证明：强化血糖控制较传统治疗能够明显降低糖化血红蛋白水平，可与糖尿病相关的如心肌梗死、脑中风等死亡风险并无

显著降低;而严格控制血压、降低体重则可使糖尿病相关性死亡率明显降低 32%,其中心肌梗死降低 21%,脑中风减少 44%。由此可见,糖尿病患者,尤其是伴有肥胖、高血压、血脂异常、高黏血症、吸烟的患者,除了控制好血糖以外,还要同时控制好导致动脉硬化的其他因素,才能有效地控制冠心病等糖尿病大血管并发症的发生。

糖尿病的诊断误区

误区 30. 只要血糖高就是糖尿病

血糖升高可由多种因素引起，如饱食或高糖饮食、剧烈活动、情绪紧张、应激（如高热、严重外伤、急性心脑血管意外等）及药物作用（如糖皮质激素等）。还有可能是其他疾病引起的血糖升高，如甲状腺功能亢进、肢端肥大症、嗜铬细胞瘤、库兴氏综合征等。因此，必须排除应激因素以及其他可引起血糖升高的疾病才能最终确诊糖尿病。

误区 31. 忽视糖尿病的报警信号

不能以典型的“三多一少”来判断自己是否得了糖尿病，不同类型、不同病期的糖尿病患者可以有轻重不同的症状，如出现皮肤瘙痒、不明斑点等都可能是糖尿病的征兆。

（1）腰臀比例大于 0.85：中年以上的女性正常的腰围与臀围比值为 0.7～0.85。如果大于 0.85，别把它当成是人到中年的自然会发福，应视为患糖尿病的警报。

（2）阴部瘙痒：由于糖尿病患者胰岛素分泌相对不足，尿液中的糖分升高，给霉菌生长繁殖创造有利条件，如果经常阴部瘙痒，就要去内分泌科做检查。

（3）性功能障碍：丈夫性趣勃勃，而你却毫无反应，别以为自己是性冷淡，其实，可能是糖尿病并发症——糖尿病的血管病。

（4）生出“胖宝宝”：糖尿病妇女血液中的葡萄糖增高，并通过胎盘进入胎儿体内，刺激胰岛素大量分泌，促进脂肪和蛋白质合成，加速胎儿生长发育，患糖尿病的妈妈生出的婴儿往往是巨大的胖宝宝。

误区 32. 血糖偏高但未达到诊断标准，不算糖尿病

“血糖高于正常但尚未达到糖尿病的诊断标准”，这个阶段在医学上称为“糖尿病前期”，包括“糖耐量减低”、“空腹血糖异常”等临床类型。处在这个阶段的人群属于糖尿病的高危人群，如果不积极加以干预，日后发展成糖尿病的机会非常大。相反，如果在此阶段积极干预（包括生活方式和药物干预），则可明显减少糖尿病的发病风险。

科学实践证明，超过正常值的血糖水平即使不在糖尿病诊断范围，也会使心脑肾等内脏受到损害。过去的观点认为，糖尿病前期只要采取饮食控制和运动等生活方式干预就可以了。近年改变了传统的观点，认为糖尿病前期患者除了生活方式干预以外，应早期接受药物治疗。这样有助于预防或推迟进入糖尿病期，并可能减少心血管病的危险。当前，相当多的糖尿病患者对于自己的高血糖采取不在乎的态度是错误的。

临床研究还发现，糖尿病的心血管并发症很可能在糖尿病前期就已出现。千万不要以为“血糖偏高没啥大不了的”而错失治疗良机。

疾病早期阶段存在不同程度逆转的可能，如果给予严格正规的治疗可使病情得到一定程度的逆转，延缓并发症的发生，这是“治疗的关键期”。但很多患者往往不治提前出现的并发症。因此，干预应当从糖尿病前期开始。

误区 33. 糖尿病一定有“三多一少”症状

糖尿病患者不一定都有“三多一少”症状。所谓“三多一少”症状，指的是多饮、多尿、多食和体重减轻。这些表现的起因是高血糖。一般而言，当血糖水平超过 10 毫摩尔/升时，尿中才会有糖。也就是说，若患者有“三多一少”症状，血糖大多在此水平以上。此外，由于老年人排出糖分的能力有所下降，故当老年人出现“三多一少”症状时，血糖水平更高，一般在 13～15 毫摩尔/升。而血糖水平低于 10

毫摩尔/升的糖尿病患者可以没有“三多一少”症状。

国内几家大医院曾做过调查，在新诊断的糖尿病患者中，约 3/4 的患者没有任何糖尿病症状。没有症状，造成有些患者对医生的糖尿病诊断产生怀疑，甚至不承认自己有糖尿病。多数患者被诊断糖尿病时，糖尿病已经有了平均 7 年以上的病程，而且发现时多数已经有了程度不等的并发症，如视力下降(白内障或眼底病变)、手足刺痛、发麻(末梢神经炎)、尿内微量白蛋白增多(肾早期损害)等。也就是说，大多数糖尿病患者都没有被及时早期诊断，而被漏诊了。因此，建议无任何症状的中老年人在做常规体检或因其他病就医时，都不妨查一次血糖。

例如 40 岁的张女士原来肥胖的身材突然消瘦，虽然不知道为什么会瘦，但对于她来讲，能瘦下来是件天大的好事。她得意地向患者炫耀她的“减肥”成果。但不幸的是，接下来的两个月她老觉下肢麻痛，总感到倦怠乏力。最恼人的是外阴经常瘙痒，经在妇科诊治，时好时坏，反复发作。排除了外阴白斑等疾病后，医生建议她检查血糖，病因才浮出水面——原来是糖尿病在作怪。

糖尿病的多尿、多饮、多食、体重减轻的症状主要是由于血糖高于肾糖阈后，血糖从尿中排出引起的。由于老年人群动脉硬化可引起肾糖阈升高，即使血糖增高，尿糖常常为阴性，因而多数 2 型糖尿病起病隐匿，没有典型的多尿、多饮、多食、体重减轻的症状，甚至可以完全没有症状。很多女性糖尿病患者可以仅仅以外阴瘙痒为首发症状，在妇科就诊时查出血糖升高；而不少男性则以勃起功能障碍为首发症状。所以，糖尿病常常来得悄无声息，不可大意。因而应该每年至少检测一次血糖。

正确观点：无论是否有“三多一少”症状，只要是 2 型糖尿病的高危人群(有糖尿病家族史者、曾患妊娠糖尿病者、体形肥胖者等)以及 40 岁以上，特别是肥胖者，应至少每年检查血糖一次；家里有人患糖尿病，特别是原来肥胖突然无故消瘦，反复尿路或其他感染，或有四肢末端感觉障碍如疼、麻等症状，较早出现白内障、视力减退、动脉硬化等种种症状的患者，尤应注意是否患了糖尿病，应定期到医院作检查。

误区34. 袖珍血糖仪的检测结果可作为糖尿病的诊断依据

糖尿病诊断的依据来自于静脉血糖的测定结果。

糖尿病的诊断是很严格的，一定要空腹血糖≥7毫摩尔/升和（或）餐后2小时血糖≥11.1毫摩尔/升。如果空腹血糖<6.9毫摩尔/升，或餐后2小时血糖<11.0毫摩尔/升，就不能被诊断为糖尿病，而只能被诊断为空腹血糖受损或糖耐量受损。血糖仪测定血糖的优势是快速、便捷，但其血样本是含有红细胞等多种成分的毛细血管混合血，与用实验室方法测得的血浆或血清的血糖值有差异，一般要低15%左右。这种差值对监测血糖控制好坏无多大影响，但用于诊断就不行了。

袖珍血糖仪可以用作初筛和监测血糖控制好坏的工具，而确诊糖尿病还需抽血检查。此外，血糖仪的种类很多，不同血糖仪测得的血糖值会有一些小差异。

误区35. 对空腹血糖、餐后血糖、尿糖测定的意义不清楚

有的患者只测空腹血糖不测餐后血糖，他们不知道空腹血糖正常只能说明胰岛B细胞基础功能尚可，而大多数的患者早期空腹血糖正常或偏高仅表现餐后血糖升高，而餐后血糖持续升高是血管病变的重要病因。因此，要重视餐后血糖的监测。还有部分人认为只要监测空腹血糖和早餐后2小时的血糖，这两次血糖正常就盲目地乐观。正确的检测是测定每天餐前和餐后2小时血糖，才能了解全天的血糖面貌，从而制定正确的治疗方案，全面控制好血糖。另有一部分人只测尿糖而不测血糖，认为尿糖阴性就是血糖正常。尿糖加号就是血糖不太高。他们不知道肾功能正常情况下血糖于9～10毫摩尔/升时尿糖是阴性的。也就是说如血糖是7或8毫摩尔/升时，

尿糖测定是阴性，但此时血糖仍是高的。还有肾功能不全的患者血糖测定很高，但尿糖是阴性。

误区 36. 凭血糖、尿糖就能确诊糖尿病

诊断糖尿病最客观的指标是检查体内胰岛释放功能，看哪一时间段有了问题。依据检查结果，来判断糖尿病轻重预后，制定治疗计划，这是非常重要的。否则，只检查血糖是无法进行有效治疗的，更谈不上控制。有些患者用尿糖多少做为调整使用胰岛素剂量的依据是十分危险的，毫无医学根据。患了糖尿病并不可怕，关键要正确检查、诊断、及早防治合并症，有效地恢复自身胰岛功能，通过上述方法是能够使糖尿病患者恢复正常的。

误区 37. 不了解什么是糖尿病前期

如果空腹血糖＜7 毫摩尔/升，任何时间血糖＜11.1 毫摩尔/升，当然不能诊断为糖尿病，但也不等于毫无问题或可以不管。这要看具体血糖究竟多少。因为正常人空腹血糖＜6.1 毫摩尔/升（最近美国提出为 5.6 毫摩尔/升），任何时间血糖＜7.8 毫摩尔/升。如果血糖在此数字以下，应该属于正常，可以以后再定期复查。如果空腹血糖＜7 毫摩尔/升，但＞6.1 毫摩尔/升，这种情况称为空腹血糖异常。如果任何时间血糖＜11.1 毫摩尔/升，但＞7.8 毫摩尔/升，称为糖耐量低减。这两种情况可以单独存在，也可以同时存在，总称为血糖调节异常。血糖调节异常并不是糖尿病，但很容易进展为糖尿病，所以又称为糖尿病前期。

误区 38. 只需检查血糖、尿糖就能对糖尿病分型

很多糖尿病患者只要查出血糖高，尿糖有“＋”，就诊断为糖尿病，也不再做进一步检查，就按 2 型糖尿病治疗。

实际上糖尿病是一种内分泌代谢紊乱性疾病，由于胰岛素相对或绝对不足，胰岛素抵抗而引起的糖、脂肪和蛋白质代谢失常。糖尿病的分型需做胰岛素释放试验、C-肽兴奋试验，有条件的还可以检查胰岛素受体结合率。通过以上检查可以确定是1型还是2型糖尿病，病情稳定与否，病情属轻度、中度还是重度，这对糖尿病治疗和预后起着重要的指导作用。需要特别指出的是：最好同时检测葡萄糖耐量试验、胰岛素释放试验及C-肽兴奋试验，以免误诊、误治。此外，尿糖的多少受肾糖阈控制，病理情况下尿糖与血糖常不成正比。有些患者根据检查尿糖“+”多少作为调整降糖药、胰岛素剂量的依据，这种做法并不可取。

误区39. 怀疑糖尿病诊断的正确性

当第一次被确诊为糖尿病时，许多患者不相信检验结果，常不屑一顾，特别是那些发现较早暂时还没有症状的患者更是如此，甚至有的患者说：“不要和我谈糖尿病，我最讨厌别人说我是糖尿病患者”。也有些人对结果半信半疑，到处求医，不敢接受自己得了糖尿病这个事实，总希望哪家医院某个医生帮助自己把这个糖尿病的帽子给摘掉。甚至相信有根治糖尿病的偏方，相信报纸、电视上的“神医”，多次上当受骗，费钱不说，还耽误了疾病的治疗。

有些症状轻微的患者可能怀疑诊断的正确性，觉得没什么不舒服的感觉，不接受自己患病的现实。

这种情况在儿童糖尿病患者的父母表现得尤为突出。1型糖尿病的诊断，给儿童、青少年的健康下了严重损害的结论，这使他们的父母感到震惊。他们会为子女失去健康而极度悲伤，并表现出正常的应激反应，例如怀疑、拒绝接受现实、恐惧、忧虑和极度自责或负罪感，以至于可能四处奔走，带领子女多处就医希望证实是误诊。家长的这种情绪可能会感染患儿，使他们产生恐惧和不安感。

对此，要求患者和家属对疾病及诊断认同或认可。既然已经患病，就要面对现实，在思想上予以认同，抱以“既来之则安之”的态度，采取积极的措施和对策，以患者的姿态来看待自己，不能像健康时一样无所顾忌。在患病后，应及时找正规医院医生给予可靠的治疗，并以主动积极的态度与医生配合，按照要求科学治疗。

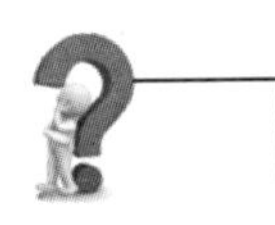

糖尿病的饮食误区

误区40. 饮食结构不合理

有人认为糖尿病的饮食控制主要是控制含糖类(碳水化合物)食品,如淀粉的摄入,各种肉类、鸡蛋、干果等"不含糖",可以放心食用;或者认为可以多吃豆腐或其他豆制品以替代淀粉类食品。在临床工作中发现持这种观点的人不在少数,其实这是错误的。结果是导致总的热卡数摄入过高,影响糖尿病病情的控制,或导致肥胖等,加重糖尿病治疗的难度。且摄入的蛋白质类食品在人体内是不能储存的,多余的部分会转变成热卡,对控制高血糖不利;蛋白质尤其是粗制蛋白质,一部分会从肾脏排泄,加重肾脏的负担,诱发或加重糖尿病肾病的发生;摄入过多脂类食品导致血脂异常,加重动脉粥样硬化,出现大血管病变。

还有一些人平时饮食控制很好,但水果摄入量大,水果中的小分子糖类也会导致血糖迅速升高,影响糖尿病病情的控制,也是不可取的。

误区41. 不吃早餐,以求限食

有些患者为了控制好血糖,自作主张少吃一顿饭,特别是早餐,认为能省一顿药。其实,吃药不仅是为了对抗饮食导致的高血糖,还为了降低体内代谢和其他升高血糖的激素所致的高血糖。并且,不按时吃饭也容易诱发餐前低血糖而发生危险。因此,按时、规律地用药和吃饭很重要。

糖尿病患者中(尤其是老年人),有不少人都不吃早餐,或早餐仅吃牛奶、鸡蛋,不吃主食,以为这是限制热量的好办法。其实这是错误的。由于糖尿病患者自身胰岛素分泌绝对或相对不足，不仅要求限制每天的总热量，而且更要限制每餐的热量，而后者比前者更重要。所以三餐的热量必须均衡，以减少每餐热量的摄入。有条件者可在三餐之外加餐两次，以使每餐主食少于100克。而不吃早餐者另两餐饮食必然增加，这好比一匹病马拉不动满车，可拉半车，却可多跑两次，万不可少跑一次而增加每次的重量。

误区42. 早餐只吃主食

早餐是糖尿病饮食中很关键的一环，但大多数中国人的饮食习惯是早餐只吃主食，不吃副食和蔬菜。这样的习惯其实不科学，对糖尿病患者来说不利于增加饱腹感，也不利于控制餐后血糖。

建议：糖尿病患者的早餐既要有主食，又要有肉类（或蛋类）、豆制品等副食，还要有蔬菜，这样既能提供全面营养，还可以增加饱腹感，能起到降低餐后血糖的作用。例如早餐如果只吃馒头，食物的血糖指数是80，但如果馒头加两片干切牛肉，食物的血糖指数就会降到50以下。早餐种类和做法可以丰富一些，比如蔬菜，可以生吃，也可以凉拌，还可以下面条或烧汤。

同时，主食的品种不要单一，要多元化。除了杂粮、细粮，还可以用土豆、芋头、藕、胡萝卜、山药等根茎类，薯类，红豆、绿豆、干扁豆、干豇豆等干豆类和百合、莲子等都作为代替主食。

误区43. 主食少吃，副食不限，不控制总热量

糖尿病饮食疗法的首要原则是控制总热量的摄入，这表明不仅主食的量要控制，副食的量同样也需要控制，不能因为副食含糖少，就随意多吃。

饮食控制是糖尿病的基础治疗，绝不能理解为只要少吃，甚至不吃主食，多吃副食（肉类、蛋类及豆制品等）就可以达到控制血糖的目的。正确方案是根据标准体重和劳动强度限定每天的总热量，进行

合理的饮食搭配，多食用高纤维，高维生素食物，避免含单糖和双糖的饮料、甜食及蜜饯等。一般在休息或轻度体力劳动状态下每天按25～30千卡/千克；中度体力劳动按30～35千卡/千克；重度体力劳动按35～40千卡/千克，糖类占总热量的50%～55%，蛋白占15%～20%，脂肪25%～30%，一般按1/5、2/5、2/5分配三餐较为合理，有利于早餐后血糖控制。

主食（米、面等）固然是热量的主要来源，但副食（鸡、鸭、鱼、肉、蛋、各种坚果等等）所含的热量同样不可忽视。1克糖类产4千卡热量，1克蛋白质也产4千卡热量，而1克脂肪要产9千卡热量。副食中的蛋白质和脂肪进入人体后有相当一部分可以通过"糖异生作用"转变成葡萄糖，因此，如果副食吃得太多，同样也会升高血糖，不仅如此，高脂肪、高热量饮食还会导致肥胖，使血脂异常，加速动脉硬化，引起心脑血管并发症。

有些糖尿病患者经常花生、瓜子不离口，认为这样可以减轻饥饿感。殊不知，坚果属于高脂肪、高热量食物，100克坚果（如花生、瓜子、核桃、杏仁等）所含的热量相当于200克主食，30粒花生米（约12克）所含的热量相当于一汤匙植物油（10克）或者25克面粉或大米。因此，坚果类的零食不能随便吃。

如果主食摄入不足，总热量无法满足机体代谢需要，就会导致身体消瘦，出现营养不良症状，甚至产生饥饿性酮症。而且，即使控制了主食，但对油脂、零食、肉蛋类食物不加控制，每日总热量超标，脂肪摄入过多，仍会并发血脂异常和心血管疾病。所以，饮食疗法不等于饥饿疗法，糖尿病营养治疗的黄金法是控制每日摄入所有食物提供的总热量，以达到或维持理想体重，包括每日要定时、定量、定餐。而每日食物应包括谷薯类、蔬菜水果类、肉禽鱼乳蛋豆类和油脂类四大类食品。

误区44. 患了糖尿病就不能吃米、面和水果了

经常听到一些糖尿病患者抱怨："以前生活艰苦，吃不上好东西，

现在生活好了，却得了糖尿病不能吃”。一位糖尿病患者说：“我很喜欢吃水果，自从发现糖尿病，我十年没吃过一口水果”。

这种认识是不对的。因为糖尿病是一种慢性病，对它的长期控制需要良好的意志力。我常遗憾他十年没吃过一口水果，因为水果不仅是他饮食中的乐趣，也是他身体所必需的。由于缺乏正确的饮食指导，这位糖尿病患者放弃了他饮食中的一种享受和身体的需要。还有患者甚至因为患糖尿病，长期只敢食用粗粮，造成营养状况下降。

确实，我们现在诸如糖尿病、高血压、血脂异常、肥胖症等等疾病的发生，很大原因是吃出来的。但请患者们不要步入另一个误区——“不让吃”。糖尿病的饮食治疗适合所有人，它是一种健康的饮食观念。如何科学合理地安排饮食，饮食和疾病有怎样的关系，糖尿病患者应该怎样吃，请您主动接受医生的建议。

治疗糖尿病的目的是通过保证患者的营养及能量供应从而保证其健康。无论何种食物，其成分无非是蛋白质、脂肪、淀粉、维生素等，没有太多本质的区别。这样一分析，自然就得出如下的结论：糖尿病患者没有什么不能吃。但是切记，糖尿病患者没有什么不能吃不等于糖尿病患者可以随便吃。关键是按照需要量出为入，消耗多少吃多少，有些东西可以适当多吃，有些东西须严格少吃。

误区 45. 只吃粗粮，不吃细粮

有些糖尿病患者听说膳食纤维有降糖、降压、通便的功效，因此就只吃粗粮，不吃细粮，这种做法是不可取的。

作为主食，不论粗粮、细粮，其含糖量非常接近，在75%左右。但小米和玉米富含膳食纤维，能减缓机体对葡萄糖的吸收，因此，摄入同量的粗粮和细粮，餐后转化成血糖的程度是有差异的。血糖居高不下的糖尿病患者，用粗粮代替部分细粮是可取的。但在通常情况下，选择粗、细粮没有实质上的区别。

许多糖尿病患者认为粗粮含糖量比细粮低，其实一些粗粮含糖量并不低。面粉和大米的含糖量分别是75%和74%，而玉米、小米的含糖量则为74%和76%。粗粮之所以能够降糖，是因为粗粮含有丰富的植物纤维，而植物纤维可抑制肠道葡萄糖的吸收。但是，过多的植物纤维会阻碍蛋白质、无机盐以及微量元素的吸收，导致营养不良。所以，食用粗粮需适量，一天三餐中只安排一餐粗粮即可。

粗粮里面含有一些膳食纤维和维生素、无机盐等营养素，有利于降糖、降压，很多糖尿病患者因此只吃粗杂粮，不敢吃细粮。其实合理营养的概念告诉我们，任何食物吃多了都有利有弊。粗杂粮相对含嘌呤量高，长期过多摄入，既影响胃肠道消化和吸收功能，又会引起体内嘌呤代谢异常，引起高尿酸血症或痛风的发生，还可能导致微量营养素吸收障碍，造成营养不良。

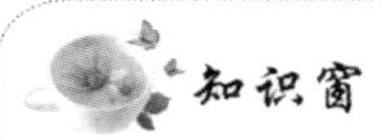
知识窗

糖尿病饮食粗、细粮搭配方案

糖尿病饮食中主食要尽量做到粗细粮合理搭配，把粗粮和细粮掺和起来吃。比如，可以食用由“玉米＋大麦面”组成的二合面或“玉米＋大麦面＋荞麦面”组成的三合面做的面条和馒头；也可以吃“大米＋绿豆”组成的二米饭或“大米＋绿豆＋燕麦”组成的三米饭。当然也可以根据个人喜好，在一天三餐中分开安排，1～2餐粗粮，1～2餐细粮。这样既能摄入较多的膳食纤维、维生素及无机盐等微量营养素，又可以改善餐后血糖，同时还不会造成消化功能障碍或嘌呤过多的情况。

粗杂粮以天然为好，添加了人工香精、色素、甜味剂、膨化剂精制后的粗粮最好不吃。粗杂粮也不是人人可以吃，如糖尿病合并胃肠疾病、糖尿病合并肾病者应少吃或不吃,糖尿病合并高尿酸、痛风者最好不吃粗杂粮。

尚无足够的证据证明,从自然膳食中摄取的等量混合型膳食纤维,具有降低血糖的临床意义。如果吃太多含有膳食纤维的粗粮,有可能增加胃肠道的负担,并影响其他营养素的吸收,时间长了可能造成营养不良。所以,无论吃什么,都应该适度、平衡,选择主食也要粗细搭配。

误区 46. 糖尿病患者每天必须吃半斤粮食,多喝粥

有患者认为得了糖尿病就必须每天吃半斤粮食,多喝粥。这一观点明显是错误的。

糖尿病患者应该吃多少,主要是量出为入,每天消耗多少,就吃多少。如果一辆汽车跑 100 千米要烧 6 升汽油,加再多的汽油也用不着,只能存在油箱里。一般老人活动少,每天可能只需要消耗 2～3 两粮食就够了,吃多了非但用不着,而且不能像汽油那样储存,反而会导致血糖升高,糖尿病病情恶化,体力更差。

粥里的淀粉完全化开,容易吸收,而糖尿病患者的胰岛 B 细胞功能差,反应慢,结果呢? 血糖会骤然升高。因此,糖尿病患者还是少喝粥为宜。

误区 47. 肉类特别是鱼类食物多吃对血糖影响不大

持这种观点的人,常见于年龄在 30～50 岁之间,是一些工作较忙、应酬较多的患者。他们经常参加各种饭局,进食较多肉食后,并未出现较高的血糖,因而产生这种误区。

这种饮食方式破坏了营养平衡,过多吃肉类食物,会导致脂肪及蛋白质摄入增加。糖尿病饮食脂肪控制的首要问题是限制饱和脂肪酸及胆固醇的摄入。

过多摄入饱和脂肪酸及胆固醇,是血浆低密度脂蛋白和总胆固

醇水平升高的主要膳食因素。分析表明，若将饱和脂肪酸控制在总热能的10%以内及胆固醇低于300毫克，血浆总胆固醇、甘油三酯等均可明显下降。

因此，过多摄入肉类特别是鱼类食物，会导致饱和脂肪酸及胆固醇升高，对血脂控制非常不利。肉食品所含的脂肪和蛋白质同样也能升高血糖水平，而糖类(米面等)过少，达不到膳食50%～60%的比例，可能导致脂肪的过度分解而出现酮症，甚至发生酸中毒。因此，糖尿病患者的主食量一般不宜少于150～200克。

误区48. 豆制品可以多吃

很多糖尿病患者认为，豆制品含糖和热量都不高，其中的大豆异黄酮对血糖还有一定控制作用，因此可以多吃一些。其实，虽然豆制品相对于动物蛋白更适合于糖尿病患者，但对某些患者来说，糖尿病的发病通常会合并肾病，而摄入大量的蛋白质会给肾脏带来很大负担，甚至造成不可逆的伤害。因此，糖尿病患者并发糖尿病肾病时更不能盲目多吃豆制品，以免加重病情。

误区49. 荤油不能吃，植物油多吃没事

尽管植物油中含有较多不饱和脂肪酸，但无论动物油、植物油，都是脂肪，都是高热量食物。大家都知道动物油多吃有害，殊不知植物油多吃也不好。这是因为植物油中不饱和脂肪酸含量高、易氧化，从而产生过氧化物质及自由基，损伤细胞膜，且与致癌有关。因此，植物油也不能随便吃。

误区50. 调整饮食就是吃素

糖尿病患者中有不少人都发生过程度不同的低血糖症状，除胰岛素、药物使用方面存在不合理外，饮食调节不当也是重要原因。多

数患者发现患有糖尿病后，都会主动调整自己饮食。但是一些患者把饮食调整简单地理解为吃素，并过度控制主食，从而引发低血糖或营养不良。

糖尿病患者调整饮食无需一步到位，首先要在医生和营养师指导下循序渐进地进行，以保证营养，保持热量平衡。患者且不要片面地变成只吃素不吃荤，因为糖尿病患者由于控制饮食，容易造成营养素缺乏，如果再吃素，对身体伤害更大。平衡膳食最重要，每天摄入250克牛奶、一个鸡蛋、3两左右瘦肉或鱼是最科学的。其次，不要单纯控制主食而忽视饮食总热量，糖尿病饮食原则是控制总热量的平衡膳食。主食是最“廉价”最直接的热量供应源，在总热量控制的前提下，应放宽主食摄入量。如果单纯控制主食而不控制总热量，摄入过多肉类或油脂，将造成总热量过高，血糖控制不会理想，同时，也会造成血糖控制的不稳定。

误区51. 天然果糖能降糖

目前市场上出现了不少天然果糖产品，都声称自己的产品百分百提取自新鲜果蔬，不会直接影响胰岛素分泌和血糖指数，糖尿病患者可放心食用。

其实，果糖也是单糖的一种，与葡萄糖分子式相同，只是结构略有差异。荔枝中就含有大量果糖，人们食用后，往往血糖会降低，但很多糖尿病患者并不知道其中的缘由。实际上果糖只有转换为葡萄糖后，才能被人体所利用。大量食用后，果糖积聚在血管内，来不及转变成葡萄糖，会使血液葡萄糖过低，严重时会造成低血糖休克。这种降糖作用不仅效果短暂，还可能对糖尿病患者的健康构成一定风险。

误区52. 拒绝红糖和白糖，只吃木糖醇

在一些广告中，木糖醇被誉为糖尿病患者的“安全糖”，可以随意

食用。糖尿病患者虽然可以选择木糖醇作为调味品，但也不可以无限制地食用。因为木糖醇仍然有热量，过多食用等于摄入过多热量，不利于糖尿病的控制。营养学家建议，木糖醇每日的摄入量不宜超过35克。木糖醇可用于拌凉菜和糖醋菜等。食用粥时最好不要用它，因为粥的含糖量高易于消化吸收，如果再加上木糖醇，会使血糖升高。

糖尿病患者尽量使用木糖醇代替红糖和白糖来调味，但也不一定要拒绝红糖和白糖。红糖中含有丰富的微量元素，中医认为，红糖有益气、健脾暖胃的作用，若有贫血或骨质疏松倾向的糖尿病患者，偶尔可以选择少量红糖做调味品，但每天不能超过10克。白糖中含有丰富的钙，更年期的女性糖尿病患者偶尔可以食用，但每天不能超过5克。

误区53. “糖尿病食品”都是有效的，可以放心食用

目前，有关“糖尿病食品”的广告铺天盖地，一些患者信以为真，盲目购买。其实，这些患者都是对“糖尿病食品”有一定的误解。

(1)“糖尿病食品”能降糖。有人认为“糖尿病食品”是无糖的，可以降低血糖。实际上绝对不含糖的食品极少，粮食做成的食品均含糖类，而糖类的另外一个名字就是糖。所谓无糖食品，主要说的是不含葡萄糖或蔗糖，但很多食物都含有糖类。糖类是一种多糖，消化吸收较单糖(如葡萄糖)或双糖(如蔗糖)慢，对血糖影响较小，也就是血糖指数较低。但糖类还是糖，消化吸收以后还是能变成血糖，吃这些食物后血糖还是会增高，只不过增高的幅度较小而已。因此，不能要求“糖尿病食品”能降糖。

(2)“糖尿病食品”可以随便吃。粮食做成的“糖尿病食品”还是可能使血糖增高，不能随便吃。那么非粮食做成的“糖尿病食品”是不是就可以随便吃了呢？也不是，有些食物虽不是用粮食做的，但也可能含糖，或含脂肪较多，糖尿病患者吃了以后，会导致热量摄取超

标，还是能造成肥胖、血脂异常或血糖增高等。

(3)“糖尿病食品”不计入饮食控制总量。有些人饮食控制挺严格，一天三餐吃得不多，但却没把“糖尿病食品”计入热量，或者没有把主餐之间加餐的“糖尿病食品”计算在内，这样也会影响血糖控制。也就是说，“糖尿病食品”也不能随意吃，应该有质和量的要求。

(4)“糖尿病食品”对糖尿病患者来说是必需的。事实上，如果你能用普通饮食达到糖尿病饮食治疗的全部目的，既经济，又实惠，完全可以不吃“糖尿病食品”。因此，吃“糖尿病食品”不算雪中送炭，只属于锦上添花。

(5)“无糖月饼”、“无糖饼干”多吃也不怕。无糖食品就意味着“有利于控制血糖”或“低热量”吗？这种想法是大错特错。其实，这个无糖月饼还是粮食做的，一个月饼可能抵一顿饭的糖分。一种食物能不能快速升高血糖，和其中是否含糖没有绝对关系，关键在于它的营养成分和膳食纤维的构成特点。无糖点心、饼干一样有淀粉和油脂，吃多少血糖依然会上升。所以，关注健康的消费者还是不要过于依赖无糖产品，应多吃豆类、奶制品、粗粮、蔬菜等，它们对控制血糖和体重效果最好。

误区 54. 糖尿病患者不知该怎样吃水果

很多糖尿病患者在水果方面同样存在不少误区，想吃而不敢吃，如有人对水果一概排斥不敢吃；有人认为柚子含糖少可多吃；也有人认为西瓜血糖指数高不能吃；还有人吃水果的时间不妥等。正所谓“水果，想说爱你不容易”。实际上，在合理控制饮食的前提下，糖尿病患者是可以吃水果的。

水果中含有丰富的维生素和矿物质，糖尿病患者若血糖稳定，在严格控制总热量的前提下，除哈蜜瓜、香蕉等含糖量高的水果外，可适当进食一些含糖量少、水分多的水果，如杏、苹果、橙、胡柚、草莓等。当然，进食水果后，需扣除相应主食量，以保持总热量不变。例如,25 克大米可以和 2 个鸭梨或苹果交换,也可以和 20 颗葡萄、1 个桃子、10 个鲜枣、2 小块西瓜、2 个橘子交换。

因此,糖尿病患者也能吃水果,一概排斥是不对的,不利于提高生活质量。当然,吃水果需掌握好时机和方法,吃得不恰当确实会影响血糖的控制,甚至会影响甘油三酯。糖尿病患者不妨牢记下列“吃水果”口诀:血糖过高不吃,血糖稳定再吃;餐前餐后不吃,两餐之间可吃;含糖量高不吃,不“交换”不吃。有条件的话,还可以在吃水果前后进行血糖监测,以便掌握吃水果对血糖的影响程度。

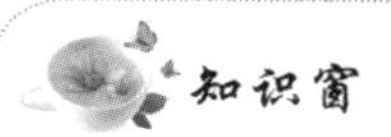

患尿病患者应选用哪类水果

推荐选用:每 100 克水果中含糖量少于 10 克的水果,包括青瓜、西瓜、橙子、柚子、柠檬、桃子、李子、杏、枇杷、菠萝、草莓、樱桃等。此类水果每 100 克可提供 20～40 千卡的能量。

慎重选用:每 100 克水果中含糖量为 11～20 克的水果,包括香蕉、石榴、甜瓜、橘子、苹果、梨、荔枝、芒果等。此类水果每 100 克可提供 50～90 千卡能量。

不宜选用:每 100 克水果中含糖量高于 20 克的水果,包括红枣、红果,特别是干枣、蜜枣、柿饼、葡萄干、杏干、桂圆等干果以及果脯应禁止食用。含糖量特别高的新鲜水果,如红富士苹果、柿子、哈密瓜、玫瑰香葡萄、冬枣、黄桃等也不宜食用。此类水果每 100 克提供的能量超过 100 千卡。

如果血糖控制得比较理想,稳定而无波动,空腹血糖控制在 7.8 毫摩尔/升以下,饭后两小时血糖控制在 10.0 毫摩尔/升以下,糖化血红蛋白在 7.5%以下时,完全可以进食所喜欢的美味水果。但是,糖尿病患者吃水果一定要有定量的概念,应根据水果中含糖量、淀粉的含量以及各种不同水果的血糖指数而定。一般一天食用3～4两，在选择时，要选择生糖指数不高的水果。

每天吃多少合适？水果是糖尿病食谱的一部分。每100克新鲜水果产生的能量约为20～100千卡。严格地讲，每天每个患者适宜吃多少水果都应该由营养师进行计算。但是一般情况下，血糖控制稳定的患者，每天可以吃150克左右含糖量低的新鲜水果。如果每天吃新鲜水果的量达到200～250克，就要从全天的主食中减掉25克(半两)，以免全天总能量超标。

什么时间吃水果好？吃水果的时间最好选在两餐之间，饥饿时或者体力活动之后，作为能量和营养素补充。通常可选在上午9点半左右，下午3点半左右，或者晚饭后1小时或睡前1小时。不提倡餐前或餐后立即吃水果，避免一次性摄入过多的糖类，致使餐后血糖过高，加重胰腺的负担。

每个人的具体情况不同，每种水果对血糖的作用也不一样。家中有血糖仪的患者如果在吃水果之前，以及吃水果后2小时测一下血糖或尿糖，对了解自己能否吃此种水果，吃得是否过量，是很有帮助的。

误区55. 天天吃南瓜、苦瓜、柚子能降糖

不知从什么时候起，南瓜、苦瓜、柚子等成了不少糖尿病患者降糖的“食疗”方法，甚至有人一顿一个小南瓜，天天如此，血糖没降却升高了。是不是长期吃南瓜、苦瓜就可以降低血糖呢？目前还没有这方面的研究结果，这些食物中并没有含有某种降血糖的成分。有人曾经做过试验，一餐吃5～6斤苦瓜，稍微能降低一点血糖，效果非常弱，而市面上的一些南瓜茶、苦瓜含片宣称能降血糖，其实大多是添加了西药的成分。

事实上，南瓜的血糖生成指数为75，根据含糖量的多少，如果生成指数在55以下，糖尿病患者基本都可以食用。如果为55～75，应

该控制食用，75以上属于高指数食物，更应尽量少吃。在临床中发现有一部分患者，由于过食南瓜，不但没能降血糖，反而脸和皮肤出现黄染现象，甚至血糖升高。

误区56. 蜂蜜、蜂王浆有助于降低血糖

蜂蜜和蜂王浆可以降血糖的说法，在糖尿病患者中广为流传。实际上，蜂蜜和蜂王浆中含有较高浓度的单糖，而单糖较双糖及多糖更易于消化吸收，患者进食后不但血糖不降，反而会令血糖升高得更快。所以临床上不提倡糖尿病患者多吃蜂蜜及蜂王浆这种糖尿病的治疗方法。

正确的治疗方法应该是饮食调理为主，药物治疗为辅。只有建立科学的饮食理念，选择了正确的糖尿病的治疗方法，每一位糖尿病患者才会从中受益。

误区57. 有糖尿病要控制喝水

糖尿病患者常有口渴、多饮、排尿多的表现。患者们常有一种错误的观点，认为患糖尿病后应该控制喝水，这样才能减少排尿的次数。还有的患者对饮食控制的含义不甚理解，不但控制“食”，而且控制“饮”——每天的饮水量也严加限制。其实，体内高血糖再加上缺水，渗透压显著升高，血液黏稠度增加，有效循环血容量不足，重要脏器和组织的血流灌注不足，对组织器官造成急慢性损伤。

喝水多是体内缺水的表现，是人体的一种保护性反应。患糖尿病后控制喝水不但不能治疗糖尿病，有时会使病情加重，引起酮症酸中毒或高渗性昏迷，非常危险。糖尿病患者的多尿症状也并非体内水多，而是血糖升高所致。

喝水有利于体内代谢产物的排出，防止糖尿病酮症酸中毒的发生，同时喝水可以改善血液循环，预防因血黏度增高而引发血栓的发生。所以糖尿病患者不要等口渴才喝水，要主动多饮水。但有严重

肾功能障碍，尿少、水肿时应适当控制饮水。

多尿并非体内水多，而是血糖高所致。少饮水血液浓缩易出现高渗，尤其对老年糖尿病患者，夏天自行限水，有时口渴中枢功能又失调，很容易出现非酮症高渗综合症，乃至昏迷，死亡率高。限水是造成此并发症的诱因之一。所以应该鼓励多饮水。

误区58. 糖尿病患者可以吸烟

吸烟有害健康，这是众所皆知的道理，糖尿病当然不可以吸烟。吸烟对糖尿病患者的危害大体有以下几个方面：①烟中的主要成分为烟碱，烟碱可刺激肾上腺素的分泌，使血糖升高，对糖尿病患者有直接的危害；②少量烟碱对中枢神经系统有兴奋作用，但较大量的烟碱对神经起抑制和麻痹作用；③烟碱可以使心跳加快，血压升高；④开始小量的烟碱，使冠状动脉血流量突然增加，以后则逐渐减少。因而影响心脏本身的营养，吸烟是冠心病危险因素之一。⑤糖尿病患者容易并发心血管疾病，而吸烟会使心跳加快，血压升高，血管痉挛，心肌供血减少。故糖尿病患者吸烟对心血管的危害犹如雪上加霜。⑥糖尿病患者还会发生多种并发症，如糖尿病性神经病变、脉管炎、视网膜病变、白内障、糖尿病肾病等，使人抵抗力降低。而吸烟也会给人体各脏器带来危害，损害人体的免疫功能，加重糖尿病引起的种种并发症。

人人都要做到不吸烟。为了稳定糖尿病病情，延缓并发症的发生、发展，经常吸烟的糖尿病患者更要坚决戒烟。

误区59. 糖尿病患者可以随意饮酒

严格地说，在病情控制不稳定时，应绝对禁酒，特别是白酒，因为所有的酒都含有一定量的酒精，而酒精在体内要由肝脏来解毒。糖尿病患者由于糖代谢紊乱，不能像正常人那样在肝脏内贮存葡萄糖，所以肝脏解毒能力较差。而糖尿病本身能引起糖尿病性肝病，酒精会加重肝病变，如脂肪肝等，严重时可导致肝硬化。过量饮酒可以发生血脂异常，加速糖尿病患者的高血压及动脉硬化的发生和发展，还会抑制肝糖元的分解，出现低血糖并掩盖低血糖症状而对患者不利。此外，长期饮酒还可能导致肠道营养物质吸收障碍，造成相应的营养物质及维生素缺乏。因此，重症糖尿病合并有肝胆疾病、心血管并发症等，尤其是正在用胰岛素和口服降血糖药物治疗者，不宜饮酒。但对于病情控制比较好的患者，可以少量饮酒，只要每天摄入的酒精量不超过医生指导下的合理用量即可，选择含酒精度较低的酒如啤酒、葡萄酒等。但也要计算热量减少主食，最好不要空腹饮酒，而且不宜饮用含糖的果酒、红酒等。

误区 60. 糖尿病患者饮食没有讲究

1. 普通糖尿病患者饮食中一些误解

(1)不讲究烹饪方法。许多糖尿病患者对“吃什么”以及“吃多少”都很在意，但对菜的烹饪方法却不那么讲究。其实，后者也是饮食治疗不容忽视的一个重要方面。在制作菜肴的过程中如果烹饪方法不得当，在菜肴中加入了过多的油、淀粉、调味品，无形中就会增加菜的热量，不利于血糖控制。建议糖尿病患者尽量采取凉拌、清蒸、水煮等烹饪方法，尽量避免煎炒、油炸及用淀粉挂糊。

(2)进食不定时、定量。有些糖尿病患者虽严格控制饮食，但却不注意进餐的规律性，致使血糖波动大。

常有一些糖尿病患者反映，自己很注意控制饮食量，但血糖仍然波动很大，有时甚至出现低血糖。仔细观察发现，原来每天的就餐时间不一致。进餐时间的波动会导致血糖的波动。

建议糖尿病患者在控制每日总热量的同时，还要注意定时、定量、定餐饮食及制定适合自身生活的规律。这些是维持血糖平稳的基础。

(3)只控制一日三餐而零食不断。很多患者主副食控制较好，但零食控制较差,一方面坐着不动看电视等不算,还边看边聊边吃,如瓜子、花生、核桃、杏仁、松子等。孰不知,这些所谓坚果(硬果),被人称之为“垃圾食品”,其含热量很高,大约20克(25克以内)就相当于除正餐之外多吃25克主食或者50克牛瘦肉等的热量,所以造成血糖得不到较好的控制。水果也是一样,当血糖控制较好时,可在两餐之间加一次(约合200克),但要在下一餐减去其相当热量的主副食品,时间是上午9～10点钟,下午3～4点钟。

(4)吃快吃慢一个样。糖尿病患者容易饥饿,每当吃饭时都有些迫不及待,但进餐太快是糖尿病患者的大忌,进餐太快使得产生饱腹感的时间延后,容易造成食量过大。如进餐时间长一些,可使餐后血糖上升平缓,避免血糖突然升高。

(5)严格要求,一步到位。饥饿本身是糖尿病症状,当血糖控制好,病情稳定时,饥饿症状会缓解。要认真检查摄入量是否正确,每天主食4～6两是生重,其他食物摄入要足够。当饥饿难忍时,可用黄瓜、西红柿等充饥,也可以吃些含纤维素高的食品。开始控制饮食时,要逐渐减少热量,让机体有一个适应过程,不要一步达标,还可以少食多餐。如果有低血糖现象,要立即吃些糖水或含淀粉的食物。

2.妊娠期糖尿病患者的饮食误解

(1)管住嘴巴就行。在不少孕妇看来,控制糖的摄入就可以高枕无忧了。其实预防、治疗妊娠糖尿病,我们除了管住糖的“进口”,还要管住糖的“出口”。研究表明,通过适度的运动,可促进葡萄糖利用,从而有利于血糖控制。例如,餐后散步就是一种很好的运动方式,每次30分钟,以不感到疲劳为宜。散步时要尽量避开有坡度或台阶的地方以免摔倒。

(2)水果可以敞开吃。很多准妈妈觉得水果里的维生素、纤维素等可以让宝宝长得又快又好,往往猛吃水果,甚至有时一天吃一个大西瓜。殊不知,水果含有大量极易被吸收的果糖,过量吸收果糖正是引发妊娠期糖尿病的最大诱因。因此,孕妇吃水果也要“保质保量”,每天正常饭后吃一两个水果,少吃高甜度水果,选择猕猴桃、柚子等维生素含量高、含糖量低的水果为宜。

(3)产后无须再控糖。绝大多数妊娠期糖尿病患者产后糖代谢异常能够恢复,但有40%～50%产妇在产后5～10年发展为2型糖尿病。产后5年内是发展为糖尿病的高峰期,并且妊娠期糖尿病患者可能包含一部分妊娠前存在的糖代谢异常者,因此产后进行血糖检查非常重要。产后12周复查糖耐量试验,如果正常,以后每2年复查一次。有高危因素者每年检查一次。每次随访同时要进行健康教育,进行科学的饮食指导和体育锻炼。

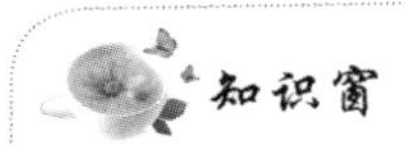
知识窗

糖尿病患者饮食禁忌

(1)高脂食品及高胆固醇类食品。含胆固醇高的食物有动物油、黄油、奶油、肥肉、动物内脏及脑髓、蛋黄、松花蛋等;

(2)含大量简单糖(如葡萄糖、蔗糖)的食物。因为含有大量的糖分,直接影响血糖,对病情非常不利。如,白糖、红糖、冰糖、葡萄糖、麦芽糖、蜂蜜、巧克力、奶糖、水果糖、蜜饯、水果罐头、汽水、各种果汁、甜饮料、冰淇淋、甜饼干、蛋糕、果酱、甜面包以及糖制的各种糕点等。

误区61. 饭多药也多,血糖不会过高

一些患者感到饥饿时常忍不住多吃,他们觉得把原来的服药剂量加大就能把多吃的食物抵消。事实上,这样做不但使饮食控制形同虚设,而且在加重了胰岛负担的同时,增加了低血糖及药物不良反应发生的可能。

血糖高低与进餐的总热量密切相关,控制饮食将贯穿糖尿病治

疗全过程，不论是病情如何、采取什么手段治疗，都无一例外要进行饮食控制。饮食治疗是一切治疗的基础，胰岛素用量、用法都要在控制饮食的基础上确定，并依血糖水平进行调整，不控制饮食势必增加胰岛素用量，这样不但使血糖波动，还会使胰岛素用量越来越多，加重胰岛素抵抗，造成恶性循环。口服用药如果多吃，对肝肾等器官有影响，易产生抗药性。不控制饮食，摄入热量过高，人也容易发胖。血糖控制稳定说明饮食、药物、运动建立了比较好的一个平衡关系，这需要长期坚持，不能轻易变动饮食和药物。因此，多吃饭，多吃药就可以的做法，只会加重糖尿病。

误区 62. 血糖控制满意就不控制饮食

不少糖尿病患者在使用药物或胰岛素将血糖控制后，就放松了饮食治疗。其实这是错误的。如果暴饮暴食，会加重胰腺负担，同时会增加因药物服用过量引起不良反应发生的概率；粒米不进，则会出现低血糖的情况，不利于疾病的控制。

对 1 型糖尿病和营养不良的糖尿病患者，应用胰岛素控制血糖后，可酌情增加饮食以改善患者的发育和代谢。但大部分 2 型糖尿病患者，则不能因为在注射胰岛素或服用药物改善血糖指标后，就放松饮食治疗。饮食治疗应贯穿糖尿病治疗的全过程。

事实上，随意加大用药量，会加重胰岛负担，或者加大药物不良反应。注射胰岛素的患者长期加大胰岛素用量也会引起体重增加，对身体无益。这种做法不可取。因此，任何情况下都不能放松饮食治疗。

饮食控制是糖尿病治疗的基石，无论何时，都应遵守。饮食控制是糖尿病的主要治疗方法之一，也是其他治疗的基础。不论糖尿病属何种类型，病情轻重如何，有无并发症，或是否用口服降糖药或胰岛素治疗，都应长期坚持合理的饮食控制。糖尿病患者若不控制饮食，即使多吃再多的药，也难以取得理想的降糖效果。相反，降糖药物用多了，还会增加低血糖的风险及其他不良反应。

糖尿病患者应在坚持合理用药的同时，做到合理饮食，保证粗杂粮、细粮以及荤素的合理搭配，多食蔬菜，饮食清淡，少吃高热量食物及零食，杜绝可乐、甜食等“甜蜜杀手”，并积极戒烟限酒。

误区 63. 不重视饮食控制

有些糖尿病患者错误地认为反正已经应用口服降糖药治疗，是否控制饮食无所谓。血糖增高就增加药物，过分地依赖药物的降糖作用，放纵自己随心所欲地进食各种食品，以致体内代谢紊乱，出现急性、慢性并发症，甚至危及生命。

许多患者受某些不负责任的广告宣传，如“服用某某降糖药，不需控制饮食，想吃啥就吃啥”的不良影响，错误地认为只要服用了降糖药物，饮食上就可以放开吃喝。以至于忍不住吃些糖和甜食，从而导致血糖的剧烈波动。众所周知，在治疗糖尿病的“五驾马车”中，饮食控制是关键，是基础。糖尿病患者对食物的质和量非常敏感，多吃一点，血糖就会升高许多。如果饮食不加控制，一味依靠降糖药的“神奇功效”是不可取的，只会导致恶性循环，并发症很快就会出现。其实，糖尿病患者除了忌食蔗糖、冰糖以外，基本上什么东西都可以吃，只是要适量而已。如果您一定要吃甜食或糖，则可以用不含或含极低热量的甜味剂来代替。所谓饮食控制，主要是指控制主食的总量及其波动，譬如含有淀粉的山药、芋头、土豆、白薯都可以吃，只是吃的同时，应相应减少主食量。酒要尽量不喝，因为，酒是粮食酿成的，热量很高，会干扰血糖水平。但是喝少量低度酒是可以的，只是饮酒后要相应减少主食量。最好的办法就是在饮酒或吃含糖较多的食物前后，自我监测血糖，验证进食前后的血糖情况，只要是不干扰血糖水平的饮食，就可以放心大胆地享用。

饮食治疗是糖尿病最基本的治疗措施之一，是其他各种治疗的基础和前提。合理应用饮食治疗，可以有效地减少人体对于胰岛素的需要量，减轻胰岛B细胞的负担，保护B细胞功能。其他各种治疗都要在饮食治疗的基础上发挥作用，如果没有饮食治疗作为前提，其他治疗是很难奏效的。所以一定要遵医嘱认真进行饮食控制，使每天摄入的总热卡量维持在合适的范围内，且饮食结构均衡合理，三餐分配比例合适。在心肺功能许可的情况下，要适量多饮水。

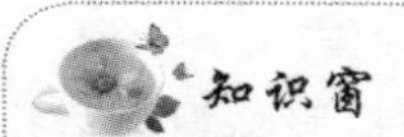

糖尿病患者饮食应注意哪些原则

(1)控制总热量。(2)合理安排碳水化合物、脂肪、蛋白质等营养物质的比例，做到科学的、平衡的饮食成分。(3)少食多餐，一天不少于三餐，一餐不多于3两是比较合适的吃法。(4)高纤维饮食，以利于血糖的下降和大便的通畅。(5)少喝酒，不吸烟。

误区64. 糖尿病患者饮食控制过严

有些患者觉得血糖的升高与饮食有很大的关系，如果减少饮食血糖也会随之降下来，于是拚命控制主食的摄入，甚至不吃主食。饮食控制过严这是饮食治疗的另一个极端，害怕高血糖，什么都不敢吃，几根黄瓜、两个西红柿也能打发一天的饮食，久之形成营养缺乏、身体虚弱、抵抗力降低，不利于重要脏器，如心、脑、肾等功能和胰岛B细胞功能的发挥，或者导致各种感染性疾病的发生，后果严重。

饮食疗法强调定时定量及平衡膳食。而饮食量是根据患者的具体情况而定，存在个体差异，并非对所有患者都一概要求减少进食量。如某些肥胖的轻症患者，经控制饮食后，可不用药物就能达到满意的血糖水平，而有些患者则需配合药物治疗。如果患者为控制血糖一味地减少主食量，甚至不吃主食，必将抑制机体内源性胰岛素的分泌，不利于糖尿病的治疗。同时也会造成机体营养不良，降低患者的抵抗力，易合并感染，加速并发症的发生和发展。因此，糖尿病患者应遵照医嘱，合理饮食，既保证机体的需要，又不加重胰岛的负担，从而有效地控制糖尿病。

误区 65. 糖尿病患者要尽量少吃，越少越好

我国已是世界上糖尿病患者最多的国家。糖尿病与肥胖程度密切相关，需要严格节制饮食，但并非吃得越少越好。如果患者摄入的能量、营养不足，还会加重病情恶化，抵抗力下降，机体变得更加虚弱，严重的会产生低血糖，甚至影响大脑功能。糖尿病患者应根据身体状况及活动强度，制定自己的食谱，保证各种维生素和微量元素的足量摄入。食物尽量多样化，平时多吃蔬菜、粗粮等食物，对恢复胰岛功能大有好处。

饮食治疗是治疗糖尿病的基础，无论是 1 型糖尿病、2 型糖尿病，还是患者的年龄、病情的轻重和发病时间的长短，都要严格执行，强调定时定量。但糖尿病患者的饮食量是根据患者的病情、年龄、营养状况、活动强度等具体情况设定的胰岛的负担，从而有效地控制糖尿病病情。

糖尿病患者吃什么和吃多少，都有一定限制，不可以毫无顾忌地吃。这点恐怕都能理解和接受。但在众多的糖尿病患者中，也常常有些患者为了使血糖控制得好一点，对主食（米饭、面条等）控制得过严，整日饥肠辘辘，处于半饥饿状态，甚至完全不吃主食，仅以南瓜、蔬菜替代主食充饥，缩减饮食量的程度让人叹为观止，过着几近“苦行僧”的生活。这样的做法虽然反映了患者积极对付糖尿病的决心和态度，但实际上并不正确。因为一个人活着的动力来源于我们的一日三餐，糖类、蛋白质、脂肪及维生素、矿物质、微量元素 6 大营养要素各具功效，机体对各种营养物质的摄取都有一个基本的需求量。主食吃得过少，机体为了维持其基本生理功能和运动消耗，势必不断消耗脂肪或肌肉组织。久而久之，不仅比治疗前更瘦了，严重者还会

出现明显营养不良和机体免疫力下降引起的其他疾病。因此，糖尿病患者控制饮食是以保证人体基本营养需要为前提的。

怎样判断主食控制得过严还是过松呢？有以下几种情况：

(1)血糖控制良好(包括空腹和餐后 2 小时血糖)，实际体重维持在理想体重(即身高－105)的上下 10%波动，说明主食量基本合适，与运动量也是匹配的。

(2)血糖控制良好，但实际体重低于理想体重的 10%，或本来体重不足，血糖控制后反比控制前更瘦了，说明了主食控制过严，已有营养不足。此时应适当增加主食，同时靠调整胰岛素或降糖药用量达到控制血糖的目的。

(3)无论血糖控制怎样，实际体重超过理想体重的 10%，进食量限制应严格一些，同时增加运动，如仍效果不理想再调整胰岛素或降糖药用量。

(4)血糖控制不良，实际体重低于理想体重的 10%，此时进食量限制应适当放宽，同时积极调整胰岛素或降糖药用量。

总之，虽然限制饮食是治疗糖尿病的一个重要举措，但饭还是要吃的，关键是要把饮食疗法、体育疗法和药物疗法有机结合起来，掌握得法后，你甚至也不必把所有你爱吃的食物都统统拒之口外，吃饭的自由度会更大一些，同样能达到控制血糖、保证营养、维持理想体重的目的。尤其记住，患了糖尿病意味着再不允许肆无忌惮地猛吃，但你也大可不必因噎废食。糖尿病患者可以像正常人一样地生活和工作，这不仅需要毅力，也需要智慧。

误区 66. 饮食疗法就是饥饿疗法

合理的饮食疗法可减轻胰岛素细胞的负担，使之得到恢复的机会，有利于血糖的控制。但是，饮食治疗≠饥饿疗法。如果患者进食量太少(每天主食低于 150 克)，全身各脏腑器官都处于营养缺乏状态，主要表现为全身无力，双下肢更为明显。这些临床症状反应了内脏功能低下，得不到应有的营养供给，究其原因主要是饮食后的营养物质没有被吸收利用（主要是糖等营养物质），加上人为地控制饮食或节食，导致人体五脏得不到充分营养。这样一来，不但糖尿病本身不可能好转，就连其他内脏如心、肝、肾等重要生命脏器也会因营养不足而产生病变。在临床中有些糖尿病合并症是糖尿病本身所致，但常见的多是人为控制饮食引起或加重了并发症。尤其是肥胖型糖尿病患者更应注意不要节食。这样不仅容易出现低血糖及饥饿性酮症，而且还会出现低血糖后反跳性高血糖（即“苏木吉现象”），导致血糖大幅波动，反而不利于血糖控制。由于热量摄入不足，还会造成体内自身脂肪及蛋白质过量分解，导致身体消瘦、营养不良、免疫力下降。

因此，科学的饮食疗法应该是在保持膳食平衡的基础上，因人而异，适当地限制饮食的总热量，即根据患者年龄、胖瘦、劳动强度等具体情况，在不影响正常生长发育和日常工作与生活的前提下，适当地控制进食量，并注意饮食多样化，而不是一味地忍饥挨饿或偏食。

如果糖尿病患者主食吃得过少，而过多食入脂类、肉类或豆制品，血糖不仅不会降低，反而会有所升高，甚至合并血脂异常。正确的营养饮食治疗应做到适当协调三大物质比例，其中糖类占 50%～55%，蛋白质 15%～25%，脂肪 30%～35%。饮食应以优质即动物蛋白（牛奶、鸡蛋、瘦肉）和粗纤维食物（蔬菜）为主。具体方法是早晨吃好，中午吃饱，晚上吃少。糖尿病患者除忌食糖外，一般白面可适量食用，多食小米面制品，菜、蛋、奶、肉、鸡肉最佳，排骨汤等均可食用。如肾脏功能较差，应少食豆制品，患有胃炎的人最好少用荞麦制品，水果以早晨、中午食用为好。不宜食用花生米（易加重脂肪肝）、辣椒、白酒等刺激性食物。

误区 67. 治疗糖尿病，不吃甜食就可以了

很多患者错误地认为，糖尿病是吃糖或甜食过量所致。因此在

调节饮食中，只限制含糖量高的甜食，例如蛋糕、糖果、水果、巧克力等，而对米饭、馒头、饼干等不甜的食物不加限制，这是非常不对的。食物之所以会有甜味，是因为其中含有葡萄糖、果糖、蔗糖等单糖或双糖，这些糖的摄入的确会引起血糖升高。另外一些多糖类食物（如淀粉），虽然没有甜味，消化之后却会分解成葡萄糖，同样会导致血糖升高。所以，我们不能笼统地通过甜味去判断食物能否食用，应该把甜食和高糖类的食物区分开来。

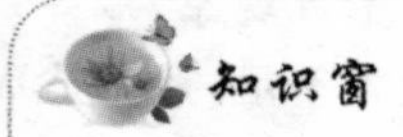

糖尿病正确有效的治疗

首先，最基本的应该是严格的饮食控制。患者应该在医生和营养师的共同指导下，根据自身的体重、生活习惯以及运动强度来安排每日应摄入的热卡总量，并且合理分配糖类、蛋白质和脂肪三大营养素的比例。当然对于已经合并存在心脑血管疾病和血脂异常的患者更应减少脂肪的摄入。另外，如果糖尿病患者在血糖控制良好的情况下，也能适当的进食水果，因为水果中的维生素和微量元素非常丰富，有助于补充三餐中不足的营养物质需要。但是，水果的量和种类选择非常重要，应该根据具体情况合理选择。

其次，合理运动也是治疗糖尿病的重要手段，对于血糖控制良好的患者应鼓励其多参加一些力所能及的体育活动，其原则是：持之以恒，量力而行。如慢跑、快走、散步、健身操、太极拳和游泳等均为理想的运动类型。

最后，在饮食和运动的基础上，患者还应该在内分泌专科医生的指导下，选择合适自己的降糖药物甚至胰岛素治疗。其中还包括一些传统中成药物，其作用同样不可小觑。

其实自然界有很多甜的物质，如大家熟知的糖精是一种甜度高而不被吸收的物质，此外，如甜叶菊、阿拉伯糖、木糖醇、果糖以及阿斯巴糖均可作为糖尿病的调味剂。市场上出售的“无糖月饼”、“无糖酸奶”多以木糖醇作为添加剂。这些甜味剂可增加食品的甜度，但不增加食品的热量。不过这类食品中的面粉等其他成分仍可转化成葡萄糖，食用时要想到这一点，不可被“无糖”二字所迷惑。另外，阿斯巴糖又称蛋白糖，系两种氨基酸缩合而成，不能加热。木糖醇尚有通便之功。糖尿病应忌含蔗糖、葡萄糖的食物。蛋白糖、阿斯巴糖、木糖醇、糖精制作的食品是适合糖尿病患者的。

糖尿病的运动误区

误区 68. 不注重运动治疗

一部分糖尿病患者患病后，感觉下肢无力，不愿意锻炼。这部分人总是错误地认为，治病就是要靠药物，只要应用了降糖药物，也就完成了糖尿病的治疗，运动是可有可无的事情。他们平时不注意选择运动时间；运动无计划，生活无规律，没有固定的作息时间，运动时间更无从保证，闲下来就频繁运动，运动量和强度也会加大，而忙起来又较长时间不运动；因为害怕病情波动而不敢外出运动和旅行。

糖尿病的治疗有其特殊性，医生指导下的降糖药物治疗只是治疗的一部分内容，而更重要的治疗方法是日常生活中患者的积极配合，如运动、饮食、积极乐观、心情舒畅、保证睡眠等，这些基础治疗措施一定程度上决定着降糖药物治疗的效果，是糖尿病综合治疗中不可或缺的重要组成部分，应该以科学的态度积极对待。

糖尿病患者的运动疗法、饮食治疗和胰岛素疗法被称为治疗糖尿病的三大法宝。运动疗法的作用首先可以增加体能消耗，减轻体重，减轻胰岛负担；其次可以促进血液循环，促进葡萄糖、脂肪和酮体的利用，刺激胰岛素分泌并增加胰岛素与受体的亲和力，使血糖降低；另外，通过锻炼，可以加强体质，增强抗病能力；还可以减轻症状，减少降糖药用量。所以，锻炼对糖尿病有积极的辅助治疗效果。锻炼宜安排在清晨和三餐后进行。清晨锻炼要根据个人身体素质，合理安排运动内容、时间和强度，防止发生低血糖。三餐后不宜马上休息，可进行一些轻微的体力活动，如散步、做家务等，时间约为 30 分钟，以达到消耗热能，“收支平衡”的目的。另外，在运动量增加的情况下，要注意适当增加饮食摄入量，保持良好的营养状况和愉快的进食心情。

还有一些患者认为，夏天气温较高，已经消耗了热量，于是就减少甚至停止运动，这是不对的。虽然气温高时基础代谢增加，但并不能代替运动，停止运动仍然会影响血糖的控制。夏季应保持一定的运动量，在运动时，要及时补充水分和电解质，以避免中暑。

误区 69. 每天都很累，再运动就受不了

必要的运动量是糖尿病运动治疗的前提，除非伴有严重的并发症。如果你每天都感觉很累，说明你血糖可能控制很差，更需要加强运动，只有血糖控制良好，这种“累”才会减轻。认为“再运动就受不了”只是自己吓自己。

误区 70. 运动量越大越好

适量运动可以促进糖的利用，减轻胰腺的负担。运动是糖尿病(尤其肥胖患者)非药物治疗的重要组成部分。个别患者认为运动量越大越好是错误的。过大的运动量、过分的精神紧张会兴奋交感神经，刺激胰岛细胞，引起糖原分解和糖异生，导致血糖升高。

适当运动可以消耗部分热卡，减少脂肪的堆积，使肌肉发达，血运丰富，体质增强，并使胰岛素的敏感性增加，对控制血糖有利。但运动量过大或短时间内剧烈运动，又刺激机体的应激反应，导致儿茶酚胺等对抗胰岛素作用的激素分泌增多，血糖升高，甚至诱发糖尿病酮症酸中毒，对控制糖尿病病情是有害的。

糖尿病患者最简便易行的体育锻炼方法就是走路。开始可以慢走，每天走大约 10 分钟，每周 5 天，渐渐地增加到每天走 30 分钟。步行时，可以边走边听音乐，这样可以鼓励和帮助你调整步伐和节奏，或者也可以听一些娱乐节目，边运动边放松。

误区 71. 运动时间不合适

不但运动的强度要适中，运动时机的选择也很重要。一般未经降糖药物治疗的轻型糖尿病患者可以选择空腹运动，而使用降糖药物治疗者一般在餐后 1 小时前后活动比较合适。有些使用降糖药治疗的糖尿病患者喜欢空腹运动，结果容易发生低血糖，尤其是一些在四肢注射胰岛素进行治疗的患者，注射胰岛素后运动过早，会加快胰岛素的吸收，极易导致低血糖，要注意避免。

误区 72. 空腹运动比较好

一些糖尿病患者认为晨练有助于身体健康，所以选择早晨空腹锻炼。其实，对于糖尿病患者而言，运动应有所选择。早晨起床时，人体已经七八小时没有进食，血糖值处于一天的最低点，这时候进行运动，会导致血糖更低，而糖尿病患者本身对血糖比较敏感，此时运动更容易发生低血糖。

空腹运动时，体内能量主要来自脂肪分解。在没有糖的情况下，脂肪不容易充分燃烧，会产生不完全燃烧物——酮；同时，肌肉会分解肌糖原以供需要。由此可见，空腹运动虽然可以减肥，但同时也在消耗肌肉，造成肝脏负担。所以最佳运动时间，应在进食半小时后，应避免空腹和注射胰岛素 60～90 分钟内运动，以免发生低血糖。

误区 73. 越早起床运动效果越好

不少老年人习惯早晨锻炼，认为早晨空气清新，锻炼后一天都会觉得神清气爽，但实际上身患糖尿病的人最忌讳“闻鸡起舞”式的锻炼了。

每个人体内都有一个“生物钟”，这个都是为你的生理节律而存在的，它不能随便被调拨，否则会影响人体正常的生理功能。过早起床，可能会打乱你的生物钟，导致人体生物节律紊乱，使体内节律性分泌的激素发生紊乱，从而引起血糖波动。所以每天的起床时间不宜早于清晨 6 点，而且每天起床的时间要基本一致。

对于许多慢性病患者来说，适量运动对健康有益，但不同的慢性病患者在锻炼身体的时候有不同的注意事项。因为晨间血糖值最低，如果再加上空腹运动，很容易引起低血糖反应，所以活动时间应安排在餐后 30～40 分钟进行。

糖尿病患者可选择步行、慢跑、游泳、打太极拳等有氧代谢运动。另外及时监测运动前后的脉搏数和血糖水平也是帮助糖尿病患者加强病情监控的好方法，与饮食道理相同，要反映通过运动之后血糖长期控制水平究竟如何，还是要密切关注糖化血红蛋白的指标，不能只看短期效果，忽视了对病情长期的、稳定的、全面的观察和控制。

虽然说糖尿病患者不宜太早进行锻炼，但睡懒觉对糖尿病患者也不好。早晨 4 点到上午 9 点，是血糖最容易升高的时段。如果早晨没有按时起床，按时吃饭用药，整个白天的血糖规律就被彻底打乱，导致血糖的波动，增加对血管的伤害。因为不良的睡眠习惯会影响血糖的波动，打乱进餐时间，也就影响了吃药时间，不利于血糖的控制。要想控制长期稳定血糖，糖尿病患者必须坚持规律的生活。

误区 74. 糖尿病患者服药后立即运动

降糖药物的“威力”在饭后 1 小时已经开始减弱，而运动也是可以引起血糖降低的，故服用降糖药的患者应该在服药 1 小时以后运动，以避免降糖作用的叠加，降低低血糖的发生几率。

出去运动，很多糖尿病患者喜欢拔腿就走，其实这样是比较危险的，因为运动也要遵循服药时间。糖尿病患者不妨设计一个时间表，以服药时间为中心，再安排运动和其他生活，这样可防止出现低血糖等危险的发生。

没有吃降糖药物、病情较轻的糖尿病患者，必须要通过改变生活方式来调整血糖，可以选择空腹运动，运动时间自然也可以随意些。

误区 75. 凡是运动都有利于降血糖

运动就会降血糖的想法是错误的，这种运动是盲目性的。对有严重并发症者，盲目运动可能加重病情。如果把糖尿病的治疗希望完全寄托于“运动”，既不监测血糖，也不就诊，那更是有害无益的。而且盲目运动缺乏针对性，即使适合运动的人，也难以达到理想的效果。所以糖尿病患者应在医生指导下运动，不宜盲目运动。

误区 76. 血糖越高，越应该主动增加运动量

血糖越高，越应该主动增加运动量。这种认识是错误的。一位糖尿病患者有段时间的血糖控制得不好，餐后 2 小时血糖常常在 16 毫摩尔/升以上，他想通过运动降低餐后血糖。每顿饭吃完 2 小时后就测量血糖，如果血糖高，就开始跳绳，半小时后血糖明显下降。半个月后他见到医生的第一句话是：“运动降糖的效果真不错。”

当血糖超过 14 毫摩尔/升，不建议糖尿病患者运动，此时靠运动来降低血糖对身体是有害的。运动是治疗糖尿病的一项重要的基础措施，但这种治疗方法是需要适应症的，也就是说不是每位糖尿病患者都可以进行运动治疗。当您的血糖、血压没有得到有效的控制，身体同时还存在严重的糖尿病慢性并发症，或合并有其他重要脏器的严重疾病，或合并一些急性病症时，则不主张运动治疗；当身体过于消瘦，胰岛功能较差时，也不大主张运动治疗。

只有身体状况良好且肥胖的 2 型糖尿病患者，在选择合适的时间、合适的运动量后才能进行锻炼，同时还需要有医生的指导。

误区 77. 运动无计划，盲目运动

糖尿病患者通过坚持运动锻炼，可以增强心、肺功能，降脂、降压、降糖，改善胰岛素敏感性，但锻炼也不能盲目进行。哪些患者该运动？①轻中度 2 型糖尿病患者；②肥胖的 2 型糖尿病患者；③稳定的 1 型糖尿病患者。其中，肥胖的 2 型糖尿病患者最为适合。

而暂时不宜运动的患者包括：血糖极不稳定的糖尿病患者；严重高血压患者（收缩压＞180 毫米汞柱）；有严重的心脑血管疾病患者；有严重的肾功能不全患者；有严重的视网膜病变、眼底出血患者；有发热、严重感染、活动性肺结核患者；有严重外周神经病变，如糖尿病足病。

一些患者认为运动时间越长，能量消耗越多，越有助于降低血糖。正常情况下，运动中肌肉对葡萄糖的摄取与肝脏对葡萄糖的产生维持平衡，运动持续时间越长时，血糖下降越明显，如果过长时间运动则使糖尿病患者发生低血糖的几率增加。同时，长时间运动时，人体的蛋白质分解，机体免疫功能受损，免疫力下降，患者发生感染的几率也会增加。所以，糖尿病患者不适合长时间运动。时间以 30 分钟左右为佳。临床观察表明，进行 30 分钟活动后，血糖可降低 12％～17％，并可减轻胰岛的过度负担从而提高临床治疗效果。

还有一部分患者因种种原因生活无规律，没有固定的作息时间，运动时间更无从保证，闲下来就频繁运动，而忙起来又较长时间不运动。这样既不能保证运动效果，又会导致血糖波动，当然对控制血糖不利。一般推荐糖尿病患者运动的方式是合适运动强度下的规律运动，以有氧运动为最佳。例如在一般情况下，中老年人每周运动 3 次以上，每次不少于 30 分钟，运动时要达到合适的心率（170－年龄＝次/分）才能保证运动效果。比如一名 50 岁的患者，要求运动时心率为 170－50＝120 次/分才是比较合适的。运动方式可结合自己的体质情况酌情选择步行、骑车、游泳、打太极拳等。

妊娠糖尿病患者要选择散步、步行、广播操、健身操等低风险的有氧运动。老年性糖尿病患者选择低强度、短时间运动，如散步、步行、慢跑等。糖尿病眼病的患者切忌剧烈运动，可选择身体移动相对小的活动方式，如气功、太极拳、健身操、广播操等。糖尿病中风偏瘫的患者首先选择健康肢体进行功能锻炼，再进行患侧肢体被动锻炼，如头、颈、上下肢、腕、踝等关节的运动，同时要注意活动量不可过大。糖尿病下肢血管病变的患者应选择适合病情又易坚持的运动方式，如步行、原地踏步等。

无论采取哪种运动方式，在运动时间的选择上，建议餐后 1 小时运动最佳(从第一口饭算起)，最好每天三餐后运动，每次坚持 30～60 分钟，不宜时间过长。运动后，应该达到有微汗、发热感、轻松愉快、稍有乏力，休息后即消失恢复，血糖下降。运动千万不能过量，否则会导致大汗、胸痛、胸闷、全身乏力，休息后也难以恢复，血糖升高。

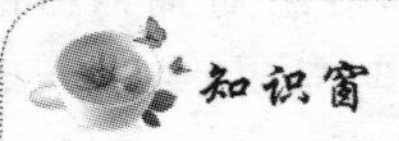

糖尿病运动口诀

“一、三、五、七”方法：“一”代表饭后 1 小时以后活动；“三”代表活动 30 分钟；“五”代表每周至少活动 5 次；“七”代表每周的运动中脉搏不超过 170。

误区 78. 步行对于糖尿病康复无助

步行对于糖尿病康复有很重要的作用。

(1)步行可以降血糖。步行可以减轻胰岛素抵抗：①步行可以增加胰岛素受体数目，使胰岛素受体结合力上升，胰岛素受体后作用增强，改善葡萄糖利用；②步行可以增强外周组织对胰岛素的敏感性，从而改善胰岛素抵抗，促使肌细胞对葡萄糖的摄取和利用；③步行能减少糖代谢时的胰岛素消耗量。步行有助于肝脏和肌肉摄取葡萄糖合成糖原;步行可以抑制餐后血糖升高。

(2)步行能增强肌肉脂蛋白酶活性,促使肌肉细胞利用脂肪酸,降低血清胆固醇、甘油三酯和低密度脂蛋白胆固醇,升高高密度脂蛋白胆固醇。

(3)步行可以减肥。步行能增加能量消耗,促使脂肪组织分解,增加血液中游离脂肪酸的利用,促使大量脂肪消耗,并消耗多余的葡萄糖,使其不转化为脂肪,从而减少异生脂肪聚集,减轻体重。

(4)步行可以降血压。步行有助于防止动脉粥样硬化,增强血管弹性,有益于降低高血压。

(5)步行可以降低血液黏稠度。步行可以降低血液黏稠度,防止血栓形成,有益于防止发生脑梗死和心肌梗死等并发症。

(6)步行可以增强抗病能力。步行可以改善机体新陈代谢,增强体质,增强机体抗病能力。

(7)步行可使身心愉快。步行可以改善机体平衡功能,改善思维,使人精神焕发,心情愉快,减轻精神压力,保持身心健康。

误区 79. 做家务就是运动

做家务虽然具有运动的部分特点,但与糖尿病治疗意义上的运动还是有区别的。因为做家务是以完成必要的家庭事务为主,不具有运动治疗连续性和运动量的概念。一般来说,做家务不能满足治疗所需要的运动量。调查发现,家庭主妇真正处于运动状态的时间每天大多不足两个小时,而且运动强度都较低,所以在家庭环境中,往往达不到治疗的效果。糖尿病的运动治疗应因人而异,总体要求达到一定的运动量,并要有一定的运动环境。

误区 80. 糖尿病患者不能游泳

游泳作为一种运动形式,适用于大多数糖尿病患者,一般认为 2

型糖尿病肥胖者和血糖 11.1～16.7 毫摩尔/升(200～300 毫克/分升)以下者,以及 1 型糖尿病稳定期患者均适宜。

但要注意的是最好能长期坚持,一定要选择饭后半小时至 1 小时之间进行,不可空腹及睡前游泳。游泳时以不觉吃力或感觉吃力尚能坚持,游后心率约为(170－年龄)次/分为宜,或稍觉疲劳,休息后即可恢复为度。一定要随身携带糖尿病卡及糖块、饼干等,以确保一旦发生低血糖能马上得到救治。

为避免低血糖的发生,可在运动前后监测血糖,如血糖波动幅度较大,运动后血糖小于 6 毫摩尔/升(110 毫克/分升)可于运动前进食 20 克糖类,另外为保证达到运动效果及患者安全,要先行必要的医学检查以排除心脑血管疾患,如冠心病、高血压等其他严重并发症。不可盲目参加游泳锻炼,以免加重病情或出现危险。最好在医生的指导下确定游泳的强度,坚持时间和游泳的频度。

误区 81. 赤脚走鹅卵石路

如今,很多公园、小区里都铺有鹅卵石路,许多老人也爱赤脚在上面走走,因为按照中医的理论,给足部的穴位以适当的刺激可以促进全身的气血循环,从而起到健身防病的效果。但糖尿病患者则不宜做这项运动。因为糖尿病患者的足部很容易发生坏疽,赤脚走鹅卵石路,易造成患者轻度外伤,最后可能导致截肢的后果。糖尿病患者的末梢神经病变,使足感觉迟钝,赤脚走路对糖尿病患者是一个危险行为,因为一旦受伤容易感染,伤口不易愈合。临床中,就有糖尿病患者因剪指甲不慎导致出现伤口,最后造成截肢。

误区 82. 糖尿病患者运动没有注意事项

(1)糖尿病患者由于身体的特殊情况,在运动时要随时观注自己的身体状况,注意以下事项。运动之前,要充分评估自身的体质和病情，一定要在医生的指导下制订有效的运动计划，并做好以下准备：一是准备宽松舒适的运动服、有弹性的运动鞋及吸水性较好的棉袜；二是随身携带一些如饼干、糖块、巧克力或含糖的饮料和水，尤其是在运动量相对较大时，一定要及时补充糖和水分；三是在运动前最好进行一下血糖的自我监测，进一步了解自己的体内代谢情况，血糖过高（大于16毫摩尔/升）或者血糖过低（小于3.6毫摩尔/升），都不能进行运动，否则会引起代谢紊乱；四是在运动前要补充一定数量的水分，以保证身体运动的需要，然后做5～10分钟的准备活动或热身运动，活动一下肌肉、关节，以免运动中拉伤肌肉，扭伤关节和韧带，同时，可使心跳、呼吸的次数逐渐加快，以适应下一步将要进行的运动；五是为保证安全，糖尿病患者最好结伴运动，特别是参加较高强度的运动时，应告诉同伴自己是糖尿病患者，血糖不正常时的表现有哪些，以便出现意外情况时接受及时处理和救治。

(2)运动途中，要随时自测自己的心率、呼吸等，切忌不顾自己的身体状况盲目运动。一是运动要循序渐进，平时参加体育锻炼较少者，运动量要逐步增加，不可操之过急；二是注意观察自己预定的运动时间长短与身体状况是否适合，并适时加以调整；三是注射胰岛素的患者，进行30分钟的锻炼后，应及时补充一定数量(10～15克)的含糖类食物，以免由于运动引起血糖过低；四是运动中一旦出现视物模糊、意识不清、头晕、大量出汗、心跳急剧加快、面色苍白等情况，很可能是发生了低血糖，此时应立即停止运动，马上吃一些含糖的食品，如已神志恍惚，应立即协助喝糖水，并送医院治疗；五是如果出现胸闷、胸痛、头晕眼花、心跳缓慢无力、意识突然丧失，甚至血压下降、呼吸减慢，很可能是运动前没有做好准备活动，突然进行的剧烈运动导致心脏或脑部供血不足，应立即将患者平躺，松开衣领、腰带，舌下含服硝酸甘油、阿托品等，叩击心前区，手掐人中穴，进行辅助人工呼吸，此时不宜给予患者糖水。因为这是典型的“心源性晕厥”，是由运动量过大引起的，休息一会儿一般会缓解，如不行，则速送医院治疗。

(3)运动结束，一是不要马上停止，应进行一些恢复性运动，常见的有伸腿、抬腿、弯膝、伸臂、弯腰等，长跑后可步行一段，直到心率恢复到运动前的水平；二是及时补充食物，运动时间长、运动强度大的，即使没有出现低血糖，也要主动补充一些食物和糖分，以免发生运动后延迟性低血糖；三是及时洗澡，这样不仅可以清洁皮肤，同时也可以促进全身血液循环，起到帮助全身功能尽快恢复的作用。

糖尿病患者只要掌握好运动的方法及分寸，完全可以像正常人一样在运动场上展现自己的风采。

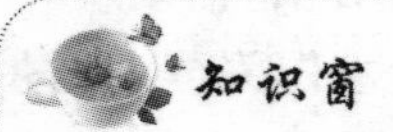

糖尿病患者运动注意事项

①运动强度不可过大或时间过长，否则会引起劳累，甚至使病情加重；②运动后易出现低血糖者可于运动前有计划加用少量食品；③运动时应注意选择合适的服装，运动后注意清洁卫生；④对年龄较小的儿童，最好家长能够参与，即可给予照顾又能增加乐趣，更利于坚持。

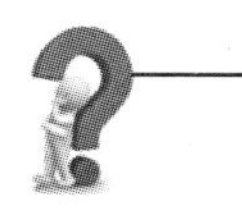

糖尿病的治疗误区

误区 83. 拒绝治疗

某些糖尿病患者发病多年，就诊时已发生慢性并发症，就是因为早期拒绝治疗，贻误病情。不少糖尿病患者认为，一旦用药，就得终生使用，却忘记了治病服药、基本的常识。

人的一生中，体内产生并分泌胰岛素的 B 细胞处于新生—凋亡的新陈代谢中。高血糖对 B 细胞具有毒性作用。其毒性作用加快了 B 细胞的凋亡，抑制了 B 细胞的新生，加快了病情的发展。临床中，许多初发糖尿病患者经积极、正规治疗，消除了高血糖对 B 细胞的毒性作用，使病情取得不同程度缓解。用药量逐渐减少，甚至停用降糖药物者并非绝无仅有，尤其是早期使用胰岛素治疗者。

误区 84. 糖尿病无任何症状，可以不治疗

一些中青年人群，总认为体检时发现血糖高一点不会有什么问题，只要没有不良反应和体征，就不去管它，结果发展成糖尿病并发症，危及生命。其实糖尿病需要早发现早治疗，并发症的出现是血糖高到一定程度才出现的，这个时候再去诊治，它对人身体健康的危害已经存在。临床病例中，一些人很早便发现自己血糖高，却不去治疗，等病情严重了，不计代价地治疗，结果多花了几倍几十倍的钱，却难以见效。

患了糖尿病以后，如果不能将血糖长期控制在正常范围内，还可引起蛋白尿、冠心病、白内障、周围神经病变等一系列并发症，导致心、脑、肾等主要器官受损。因此，积极服用降糖药，将血糖控制在正

常范围是十分重要的。

误区 85. 糖尿病没有“三多一少”症状，就可以不治疗

糖尿病没有“三多一少”症状，就可以不治疗。这种说法是不正确的。糖尿病患者可能出现的典型表现包括“三多一少”——多饮、多尿、多食、体重减轻。这些症状的有无与血糖升高的速度、患者年龄、肾糖阈值（肾脏排泄葡萄糖的阈值，随着年龄的增大，肾糖阈逐渐增高）及一定范围内血糖的高低有关。因此，在临床上，约有 40％以上的 2 型糖尿病患者没有任何症状，常在体检、并发症出现或因其他疾病就诊时才发现患有糖尿病。其实，没有症状，机体能耐受，不代表血糖不高。而血糖持续增高，则意味着糖尿病正在危害你的身体。许多临床验证表明，糖尿病慢性并发症的发生与长期高血糖有关。因此，即使临床没有明显症状，仍应在医生的指导下制订合理的控制血糖的方案。因为糖尿病慢性并发症是糖尿病患者死亡和致残的主要原因。

糖尿病最常见的并发症之一是心脑血管疾病。糖尿病与冠心病的发生有着密切的关系，且糖尿病患者发生冠心病症状可能不典型，容易被忽视而导致严重的后果。糖尿病的脑血管病例以脑梗死最为多见，且不受年龄、性别的限制，应引起重视。糖尿病也会引起肾脏、眼底病变，糖尿病的视网膜病变最严重的后果是导致失明。糖尿病的神经病变也有较高的发病率，患者常有的症状如双手麻木或刺痛，双脚走路犹如“踩棉花”，同时还可以有便秘、排尿困难等表现。

另外，糖尿病患者容易合并各种类型的感染，其中应特别注意足部保护，防止糖尿病足部溃烂的发生。其他皮肤感染、口腔周围炎症、胆囊炎及肺结核等也较易发生，一旦发生须及时就诊治疗。

因此，发现糖尿病的患者应及时治疗，控制好血糖是减少或推迟糖尿病并发症发生的最好手段，并做好定期并发症的监测，如眼底、微量蛋白尿、神经传导等检查，以便得到及时的治疗。

误区 86. 血糖高,但没什么不舒服就可以不治疗

中老年的 2 型糖尿病患者,大部分是由年度体检或由于其他疾病就诊化验血糖时发现,这些患者往往没有感觉到明显不适,认为不需要治疗。这种观点是明显错误的。

糖尿病治疗的有效性具有短期内不明显的特点,对患者而言,不治疗或未规律正确治疗,在一两年内可能看不出什么差别,但十年、二十年之后差别就会显现。较长时间的血糖升高,尽管没有不适症状,但已经造成对血管、神经的损害,早期治疗能够阻止或延缓损害的发生、恶化。若高血糖长期得不到纠正,必将导致心、肾、脑等全身器官功能损害,而这些病变是不可逆的,到那时医生也束手无策。所以,一经发现患有糖尿病,不论有无症状,均应及时进行合理、科学的治疗。对于高危人群,如肥胖、双亲患糖尿病者、中老年人、缺乏运动者,尤其应加强监测,早期诊断。

有些糖尿病患者习惯根据自己的感觉来判断血糖控制的好坏,他们认为当自觉症状不太明显时,服药与不服药在感觉上差不多,用药不用药无关紧要,从而使病情控制不稳定,甚至进一步恶化。

其实,控制血糖只是治疗糖尿病的一种手段,治疗的最终目的是减少和延缓糖尿病并发症的发生。因此,我们需要在确诊时就积极将血糖控制在理想水平。

误区 87. 治疗糖尿病无需做到"五驾马车"

许多糖尿病患者,以为把糖尿病交给了医生就万事大吉,这是完全错误的。因为糖尿病是一种终生伴随的疾病,一旦得病,需长时间治疗,而且这种疾病同饮食、运动、情绪、用药、生活习惯等密切相关。这是医生代替不了的,根本在于自己。

很多患者被诊断为糖尿病后,希望医生能用最好的药物使自己

的血糖降至正常，认为有病吃药是天经地义的事情，其他就无关紧要了。糖尿病治疗的“五驾马车”包括糖尿病教育、饮食治疗、运动治疗、药物治疗及糖尿病监测，这五个方面缺一不可，饮食和运动是基础，也是最为重要的治疗手段，药物则是补救措施。没有饮食治疗就没有糖尿病的理想控制；运动可以直接降低血糖、增强胰岛素的作用，有助于减肥，降糖，降压，增加血管的弹性，促进末梢循环并增强心肺功能，同时运动与饮食互相配合才能收到事半功倍的效果。

只有这“五驾马车”并驾齐驱，才能产生合力，真正控制糖尿病。

(1)糖尿病的教育与心理治疗：其主要目的是让糖尿病患者真正懂得糖尿病，知道如何对待和处理糖尿病。

(2)糖尿病饮食治疗：使糖尿病患者做到合理用餐，给糖尿病的其他治疗手段奠定基础。

(3)糖尿病运动治疗：让患者长期坚持适量的体育锻炼，保持血糖水平的正常和身体的健康，减轻胰岛素抵抗。

(4)糖尿病的药物治疗：在单纯饮食及运动治疗不能使血糖维持基本正常水平时，在医生指导下适当选用口服降糖药或胰岛素，并根据临床需要服用降压、调脂、降黏及其他药物，使患者的体重、血糖、血压、血脂和血黏度维持在正常状态。

(5)糖尿病的监测：即在治疗的过程要定期监测血糖、糖化血红蛋白、血脂、血压、血尿酸等指标。

误区 88. 饮食、运动和药物治疗各不相关

一部分患者不能将饮食、运动和药物的治疗三者有机结合起来，常常以自己的主观感觉来控制血糖，认为不用运动，只要少吃点就行了，或者多吃点，然后多运动也可以把血糖降下去。这是不正确的。

饮食、运动和药物治疗是控制糖尿病患者血糖的“三大治疗手段”。其核心是控制高血糖，预防并发症。在临床上，没有一种单一的方法能适用于所有的患者，或者适用于同一患者各不相同的时期，

正如有的患者认为不必控制饮食，只要多运动就能把多余的热量排出去一样。岂不知每次摄入多余的热量，不可能通过运动全部消耗，它会越积越多，导致病情加重。因此，这三种方式要互相协调，密切配合，不能按自己的主观感觉有所偏废。

误区 89. 怕治疗，乱治疗

有的患者一开始接受治疗时完全听从医生建议，但是时间长了，就容易受到外部环境的影响。这与糖尿病的病程有关。目前，糖尿病尚无法根治，只能长期控制。然而，有的患者用药控制的效果不太好，求助医生后，医生可能调整用药方案，有时候需要短时间用胰岛素治疗，或是采取药物等多种方法联合治疗。患者可能就会产生顾虑：用胰岛素会产生依赖吗？长期用药会有不良反应吗？在这种思维的影响下，违法广告的作用就体现出来了。

此时，有的患者求成心切，往往轻信于“包治好”的宣传。另外，患者之间的误传也值得警惕，由于同病相怜，说话比较容易为彼此所接受，这时候所传达的各种错误的治疗方法和观点等就容易被接受。

口服降糖药和胰岛素对不同类型的糖尿病患者有其各自相应的适应证。患者应在医生的专业指导下科学选择适合自己的药物，使疾病得到最有效的控制，真正摆脱糖尿病困扰。

误区 90. 不愿正规治疗，惧怕终生治疗

有些人已经被诊断为糖尿病，却不愿好好进行正规治疗。有人心情非常懊恼，认为“我过去生活不好，吃肉要凭肉票，没有好东西吃，现在经济好了，生活好了，却要我控制饮食”，说什么也不干。也有人认为“反正我已年老，就让我再享受几年吧！”有的诊断为糖尿病后，因为受到周围传言影响如“是药三分毒”、“胰岛素要上瘾呀！”等，而不肯去医院诊治。如今，治疗糖尿病的广告满天飞，还有少数穿着

白大褂的“推销员”借讲课、咨询等活动，专挣糖尿病患者的钱。有些患者存在侥幸心理，乱投医、乱用药，以致耽误了最佳治疗时期。因此糖尿病患者千万不能跟着广告走，以防受骗上当。据估计，已诊断为糖尿病的患者得到正规治疗者还不到一半。

糖尿病属于终身疾病，需要终生接受药物治疗并配合生活方式的调整，才能有效控制病情发展，延缓并发症的发生。但目前尚无根治办法，只有通过心理疗法、饮食控制、运动疗法、糖尿病监测和规律地服用降糖药来控制血糖，使血糖水平尽量达标。在临床实践中我们会经常看到一些糖尿病患者不但不能坚持饮食控制和运动，就连吃降糖药也不能很好地坚持，最终血糖没有得到很好地控制，反而带来了严重后果。还有一部分人因为糖尿病是终身疾病，就不愿接受长期的药物治疗，惧怕药物的不良反应等。其实，坚持用药是必须的，而且降糖药的不良反应也很小，一些新药的出现更使药品安全性增大，不良反应减轻。药物治疗的依从性差是糖尿病治疗效果差的主要原因。因此患了糖尿病以后要到正规医疗机构诊治，并遵医嘱服用降糖药。

我们要正确认识到，糖尿病是一种可防可治之病，只要我们依靠科学的方法，掌握正确的治疗原则，对患者进行合理的生活指导，并采取适当的干预措施，完全可以使无糖尿病者不得糖尿病，糖尿病者不因糖尿病致残或早亡，并最终战胜糖尿病。

误区91. 相信糖尿病可以一次性治愈

不少广告宣传运用祖传秘方可一次性把糖尿病根治，这是不科学的，因为糖尿病是一种终身性疾病。对于这种疾病只能采用加强自我监测及调节饮食、合理运动、药物治疗等各种方法控制病情，并防止可能引起的各种并发症，想要一次性治愈是不可能的。如果相信此类不负责任的广告，不仅损失钱财，还可能适得其反，延误了治疗。

患者不要轻信夸大其词的宣传，要用科学的眼光认识糖尿病。虽然目前糖尿病还不能根治，但是，它是可防可治的。

糖尿病患者在医生的指导下进行规范化的治疗，可以把病情控制好，像正常人一样地生活、工作，和正常人一样长寿。有位78岁的糖尿病患者，患病40年，至今仍未出现并发症，身体素质可与同龄健康人相媲美。他的秘诀就是坚持锻炼，合理饮食、规律生活、保持心情愉快。

误区92. 糖尿病治疗与自己无关

一些人认为自己没有糖尿病，因而不需要了解有关糖尿病的知识。事实并非如此，一则糖尿病危害极大，患病后终身不能治愈，成为致残致死的重要原因；二则糖尿病可因自身行为不规律而染身。而目前随着生活水平的提高，一些人大吃大喝、纵欲作乐，使胰岛负担过重；加上市场经济来临，压力和烦恼增多，因而糖尿病像洪水一样向人们涌来。如果不改变不良的饮食习惯，不善于调整心态，今日的健康人明日即可成为糖尿病患者。因此，世界卫生组织郑重地告诫人们：“数以百万计的糖尿病是可以预防的，数以千计的糖尿病患者的生命是可以挽救的。”每一个人都应该学习和掌握糖尿病知识，防止自己和亲属向糖尿病靠近。

糖尿病患者总是最信赖医生，没有人去怀疑医生开出的药物，糖尿病患者总是像听话的小学生一样，严格按照医生规定的时间和剂量服药。这种药规定几片，那就吃几片，认为只要血糖指标正常，就不会有问题，就可防止并发症出现，或者说成是治好了糖尿病。

事实上，糖尿病不单纯是一种内分泌疾病，还与免疫力低下、神经系统紊乱有关系，针对糖尿病患者单一的高血糖症状，药物的效果总是令医生和患者皆大欢喜的，因为药物在控制高血糖时能起到立竿见影的效果，使患者产生指标正常后的心理满足。指标值是下来了，但为什么一停药马上又反弹，且比以前更高呢？事实上，这就陷入了只求局部控制，不顾整体调节治疗的误区。药物只能控制你所看到的指标，却忽视了机体自主调节能力，无法从根本上治愈糖尿病。

误区93. 血糖降得越快越好

了解高血糖危害的很多患者治病心切，总希望自己居高不下的血糖能迅速降至正常，可以像正常人一样饮食。甚至许多患者以为自己的血糖是一下子升高的。所以千方百计地寻找“特效”降糖药。

大多数糖尿病患者往往只关注高血糖，却忽视了低血糖的危害性。认为血糖越低越好。其实，低血糖的危害远远超过高血糖，尤其是老年糖尿病患者，血糖不宜控制太低。经常发生低血糖的患者，会对大脑产生不可逆的损害，造成记忆下降、智力减退等，并可使心脏功能出现异常。尤其在冬季，更应警惕低血糖的发生。因为冬季夜长昼短，糖尿病患者在饮食受到控制的情况下，如果得不到及时的能量补充，容易发生低血糖反应。有很多患者在冬季凌晨1～3点左右出现低血糖，除了出汗、心慌外，第二天晨起还会感到头痛、乏力等不适。但这些表现往往会被糖尿病患者忽视。患者一定要加强对低血糖的认识，掌握必需的防治知识。此外，选择具有平稳、安全、有效减少低血糖发生的药物十分重要。

过分看重药物的降糖效果是目前很多患者评价药物好坏的一项指标，也是很多患者急于寻找“特效”药的原因。所以在治疗时一定要遵照医嘱，不要相信那些所谓“广告”，随意添加一些疗效不清、剂量不详的保健品，使血糖过快下降。

误区94. 糖尿病患者夏季保健治疗的一些错误观点

(1)夏季糖尿病患者可以随意减药量。对于糖尿病患者来说，最为担心的就是高血糖了，但进入夏季后，很多糖尿病患者认为，血糖值会因季节因素自然变低，为了防止低血糖的出现，一些人便开始减少降糖药的服用量，出乎意料的是预料中的低血糖没有出现，与之相反的高血糖却随之而来。

糖尿病药物调整一定要通过检查后在医生的指导下进行。血糖升高的患者不但不能减药，反而要根据症状适当加药。尤其要注意，尽量避免血糖波动过大，以免导致身体应激作用增强，出现器官损伤，特别是心脑器官并发症的出现。

(2)夏季糖尿病患者解暑可以开怀畅饮。人体在夏季对胰岛素的敏感性增高，促使胰岛素的分泌量比其他季节多，因此，夏季是一年中血糖水平最低的时期，既然血糖相对正常，为了解暑降温，于是糖尿病患者开怀畅饮，喜欢吃一些刚从冰箱里拿出来的凉食或冷饮。而凉的食物很容易造成胃肠不适、急性胃肠炎，引起腹泻，导致脱水、电解质紊乱等。这样开怀畅饮会使血糖升高，甚至诱发糖尿病急性并发症。

解暑不一定要吃凉的东西，可以吃一些解暑的食物，如绿豆汤、荷叶饭等。此外，夏天出汗较多，体内水分流失量很大，糖尿病患者要注意多饮水，但不宜一次大量饮，否则过多的水分在身体里容易导致水和电解质的不平衡，有诱发糖尿病非酮症高渗性昏迷的危险。

(3)夏季糖尿病患者没食欲正好控制饮食。由于气温较高，许多糖尿病患者食欲下降，食量减少，于是觉得正好可以趁机控制饮食。其实，夏季本身血糖值会降低，而大多数患者降糖药还维持在以前的药量，如果人为地减少食量，很容易造成低血糖的发生。同时，夏季能量消耗大，进餐时间也不规律，更要适量、有规律进餐，才能较好地控制血糖。从临床看，糖尿病患者可在控制总热量的前提下，适当放宽主食量，以便补充能量的消耗。

食欲下降，可少食多餐，一天多吃几顿，或在两餐之间、睡前增加适量水果，当然要注意水果的含糖量，食用含糖量较多的水果时应注意减少主食的量。

(4)多饮会多尿。糖尿病患者的血糖升高时，由于糖的渗透性利尿，患者会多尿，而后出现口渴、饮水增多的现象。一些患者误认为，喝水增多引起多尿，因此必须控制饮水。其实，口渴是体内缺水的表现，是人体的一种保护性反应。糖尿病患者控制饮水不但不能改善多尿的症状，反而会因为补充水分不及时而引起高渗性昏迷或酮症酸中毒等急性并发症，是非常危险的。所以，糖尿病患者不应限制饮水。夏天气温较高，出汗较多，体内水分的丢失量很大，更应注意多饮水。老年糖尿病患者失水后口渴感不明显，特别要注意主动补充水分，多喝温开水。

(5)冷饮最解渴。天气炎热，出汗较多，许多人喜欢喝冷饮解渴。其实天气炎热时，血管舒张，进食冷饮后，胃肠道血管急剧收缩，易造成胃肠道损伤。糖尿病患者更应减少进食冷饮，因为冷饮往往含有较多的糖分，不适宜糖尿病患者饮用。此外，糖尿病患者常伴有胃肠道神经病变，进食冷饮后易出现腹泻、腹痛等症状。所以，糖尿病患者口渴时，应该多喝温开水，并且要及时补充盐和钾。

(6)用水果替代主食。夏天水果较多，加上天气炎热易使食欲减退，一些糖尿病患者每天只吃水果而不进食主食，这种做法是错误的。虽然水果中含有大量的维生素、纤维素和矿物质，但病情不稳定、血糖还未良好控制的患者，应禁食水果。如果血糖控制较好，可以适量吃些水果。但要注意进食水果的时间和水果的种类、数量。一般进食水果宜在两餐之间，进食的量要与种类相结合。水果中含糖量较高的有甘蔗、香蕉、桂圆、荔枝；其次为葡萄、樱桃、枇杷、杨梅、苹果、菠萝；而香瓜含糖较低，只有4%～5%。糖尿病患者应尽量选食含糖量低的水果。一次进食水果较多时，可以适当减少主食，但不能完全用水果替代主食，要保证糖类提供每日总热量的50%～60%。

(7)血糖低可停药。夏天室外活动增多，新陈代谢旺盛，血糖的利用和消耗也会增多，并且人体内可引起血糖升高的一些激素分泌减少。此外，天气炎热可引起食欲减退，糖类的摄入量减少，所以，夏季时，患者的血糖往往较低。但是，在血糖控制较好时，不能自行随意停药。服药时血糖控制良好，停药后就会导致血糖升高，严重时还会出现糖尿病酮症酸中毒等急性并发症。因此，必须坚持用药，以免发生意外或使病情加重。如需对药物剂量或种类加以调整，一定要在医生的指导下进行。

(8)赤足裸露易散热。为了散热，许多患者喜欢赤足穿凉鞋与拖鞋，殊不知，这是引发糖尿病足的危险因素。赤足时，皮肤与外界直接接触，加之出汗较多，皮肤潮湿，容易造成霉菌、细菌感染；此外，由于神经病变导致足部感觉迟钝，赤足容易导致皮肤破损。所以，糖尿病患者最好不要赤足穿凉鞋与拖鞋，以选择薄棉袜或布鞋为宜。

误区 95. 吃了药或者用了胰岛素把血糖降低就安全了

吃了药或者用了胰岛素把血糖降低就安全了。临床研究证实，这种观点是错误的。一定要强调治疗达标，即空腹血糖控制在 6 毫摩尔/升左右，餐后 2 小时血糖在 7.8 毫摩尔/升左右，糖化血红蛋白在 6%左右，这样才能有效遏制糖尿病并发症的发生和发展。而且，不但要控制好血糖，还要控制好血压、血脂、血液黏稠度等，使这些指标都达标。很多糖尿病足需要截肢或者因为糖尿病肾衰需要透析的患者，基本有一个共同点，即发现糖尿病后，没把血糖和其他指标控制达标。

当然，对老年人或者监测血糖有困难的患者可以适当放宽，但并发症仍然会继续发展。所以一定要注意指标控制达标。

糖尿病的用药误区

误区 96. 糖尿病无药可医

一些人患糖尿病后急于求成，到处寻医问药，希望有灵丹妙药，能够一蹴而就。其结果是钱花了不少，而病情却不好。于是悲观失望骤生，认为糖尿病无法医治，就放任自由，不再重视治疗。后果极其严重。其实糖尿病目前虽不能根治，但却有办法控制；虽然并发症不可避免，但却能通过治疗，延缓和减少其发生；虽然终生与糖尿病相伴，但它是“有条件的长寿病”。患糖尿病后一定要在战略上藐视敌人（树立糖尿病可以治疗思想），战术上重视敌人（要听医生的话），以顽强的毅力打持久战（终生治疗）。

误区 97. 对糖尿病用药治疗的重要性认识不够

有些糖尿病患者习惯于根据自觉症状来判断血糖控制的好坏。许多 2 型糖尿病患者自觉症状不太明显，服药与不服药在感觉上差不太多，于是就认为用不用药无关紧要。事实上，单凭症状来估计病情并不准确。临床上，单凭饮食和运动就可使血糖得到良好控制的情况仅见于少数病情较轻的 2 型糖尿病患者，绝大多数 2 型糖尿病患者在诊断之初即需给予药物治疗。

误区 98. 不了解常用口服降糖药的特性

常用的口服降糖药物主要有：

(1)磺脲类：此类药物的主要作用是促进胰岛素释放，使身体产生足够的胰岛素以利于血糖的下降。适用于那些非肥胖且胰岛B细胞尚有一定的储备功能的2型糖尿病患者,一般需要餐前半小时服用。第一代磺脲类药物包括甲苯磺丁脲和氯磺丙脲等,现已基本被淘汰。第二代包括格列苯脲等,其作用强、半衰期长、易发生低血糖,故老年人和肝、肾功能不全者慎用。格列吡嗪(优哒灵)作用强度及半衰期适中,兼有防止微血管病变作用,因而普遍适用。格列齐特作用缓和,适于轻、中度2型糖尿病。格列喹酮起效较快,半衰期短,低血糖发生少,该药很少从肾排泄,尤适于肾功能差者。第三代格列美脲,降糖作用快而持久,但价格偏高尚未普遍应用。

(2)非磺脲类胰岛素促泌剂:即苯甲酸或苯丙氨酸衍生物类降糖药,常见的是瑞格列奈和那格列奈,属餐时胰岛素促泌剂,适用于那些进食时间不规律伴餐后高血糖的2型糖尿病患者。

(3)双胍类:是临床上治疗糖尿病最常用的药物之一,但大家对它不一定很了解。双胍类降糖药不刺激胰岛素分泌,只能增加外周组织对葡萄糖的摄取和利用,抑制糖原异生和分解。二甲双胍是肥胖2型糖尿病患者的首选药物。适用于食欲较亢进、体态较肥胖的患者。有胃肠道反应者餐中服药可减轻症状。苯乙双胍因易诱发乳酸性酸中毒,已逐渐被淘汰。

(4)a-葡萄糖苷酶抑制剂:能延缓糖类的吸收,降低餐后高血糖。可作为2型糖尿病的一线用药,尤其适于仅餐后血糖高者,可单独也可与磺脲类、双胍类及胰岛素合用。品种有阿卡波糖、伏格列波糖,不良反应主要有腹胀、腹泻、排气增多。应与第一口进餐同时嚼服,餐后服用疗效差。这类药物主要通过抑制肠道消化淀粉的酶类起作用,因此,患者食用非糖类,如蛋白质、脂肪类餐食,则不能起降糖作用。

(5)胰岛素增敏剂:主要为噻唑烷二酮类。其增强胰岛素效应组织对胰岛素的敏感性,减轻胰岛素抵抗,保护胰岛B细胞功能,延缓糖尿病的进展,并有调节血脂、轻微降压、抗血栓作用。主要用于其他降糖药效果不佳的2型糖尿病伴有胰岛素抵抗的患者,但起效一般较慢，可单独使用也可与其他类型的口服降糖药或胰岛素合用。包括罗格列酮、吡格列酮等。

误区99. 不能正确认识治疗糖尿病的药物

事实上，并不存在哪种药更好的问题，科学的说法是哪一种降糖药更适合。也有人盲目担心药物的不良反应，认为服药时间一长就会损伤肝肾功能。实际上降糖药剂量只要在药典规定的范围内，都是安全的，不良反应仅见于个别患者，且不良反应在停药后即消失，不会带来严重的影响，而且，高血糖未得到控制与服用药物可能出现的不良反应相比，前者的后果要严重得多。

治疗糖尿病的药品有很多，也不是越贵越好，而是要对应病症。用药时还需要及时监测，盲目吃药的后果更严重，低血糖的风险也更大。

误区100. 血糖偏高算不上糖尿病，就不必服用降糖药

空腹血糖的正常范围是3.9～6.1毫摩尔/升，餐后2小时血糖正常范围是6.1～7.8毫摩尔/升。所以，超过上述两个标准的人，其体内血糖调控机制已经存在缺陷。

有人说，我空腹血糖没有超过7毫摩尔/升，餐后2小时血糖没有超过11.1毫摩尔/升，算不上糖尿病，不需要服用降糖药。殊不知，血糖正常范围是根据对大多数健康人群的调查而设定的，血糖一旦超过正常范围，就有可能对微血管壁、周围神经等组织和器官产生损害，长期还可能导致动脉硬化、周围神经病变等多种疾病。另外，血糖偏高还会对分泌胰岛素的B细胞产生毒性，导致B细胞分泌胰岛素的功能进一步衰退，减低胰岛素分泌，血糖进一步升高，很快变成严重的糖尿病。

所以，一旦发现血糖超过正常值，就应严格控制饮食，如血糖值

仍不能恢复正常，就要积极进行“干预治疗”，即服用α-葡萄糖苷酶抑制剂或胰岛素增敏剂，以防止并发症的出现，延缓和阻止糖尿病的形成。干预治疗一段时间后，应复查血糖，如果血糖水平恢复正常，则可停服降糖药。

误区 101. 与糖尿病和平共处就是不吃药

在糖尿病“五驾马车”治疗过程中，除药物外还存在运动、饮食等疗法。有一部分患者在正确药物治疗后可以停药，而靠饮食、运动控制来保持健康。但这必须有个前提：不仅血糖正常，血液的各项生化指标也必须是正常的。有些患者只看到血糖正常就开始减药、停药，只要求与糖尿病的血糖和平共处，而血液指标异常使各种并发症快速发展，最终不得不面对并发症所带来的各种危害。不吃药，只靠运动和饮食来控制糖尿病，当然是“和平共处”的最高境界，但和平共处并不排斥药物的使用。其最终目的是要使机体处在一种健康状态上。

误区 102. “世上凡药三分毒”，血糖升高拒服药

有的人相信一句话“是药三分毒”，因而不愿用药。实际上这是一个很大的误区。“是药三分毒”这句话还得具体分析。一方面，不是药也可能有毒。几年前有一位糖尿病患者轻信了生吞鱼胆治糖尿病的偏方，结果造成了肝、肾等好几个脏器功能衰竭，差一点送了命；另一方面，药物的“毒”（不良反应）是相对的，往往与剂量及用法等有关。实际上每一个药的疗效是首要的，它的“毒”是少数，只要适应证准确，剂量及用法适当，是可以避免的。国家对每一个正规药品都检查了它的安全性，所以是可靠的。我们不能因噎废食而把良药拒之门外。再退一步说，那些不是药的“治疗”，虽然没有“毒”（不良反应），却也没有“作用”呀！因为它们都没有经过科学的验证，反而耽

误了病情，产生了并发症，是有害的。如多年前用梨或南瓜的偏方，近来流传的用洋葱泡葡萄酒，以及有些医院在用的“激光照射血液”等都是不可靠的。

有些患者在仔细研究西药说明书后，因为担心不良反应，迟迟不肯适时服药。其实，任何药物都有不良反应，中药、西药皆如此。但血糖控制不好，对身体的危害要远远超过药物可能带来的副反应。何况，医生在选用降糖药物时也会根据患者的肝肾功能来评估药物。因此，真正可怕的不是药品的不良反应，而是疏忽定期监测，不根据血糖的情况合理调整药物。

误区 103. 害怕用药，担心一旦用药就离不开

害怕用药，担心一旦用药就离不开。这在刚刚查出患糖尿病的患者中非常普遍。以前的糖尿病治疗指南要求医生首先采用“生活治疗”方法，鼓励患者通过减轻体重、调整饮食习惯来控制血糖，一般要 3 个月后才用药控制。实际上，随着糖尿病患者的大量增多，确诊后先期“生活治疗”效果有限，因此新版糖尿病治疗指南要求，一旦确诊就要用药控制，以避免糖尿病病情的快速发展。并推荐在口服降糖药无法控制血糖的情况下，加用基础胰岛素，以有效控制血糖和减少并发症的发生。

当治疗理念改变时，患者有些适应不过来，医生要求吃药，他们偏不吃。“吃了这一次，这一辈子就得吃药，多难受。”“我现在少吃糖不就可以让血糖不高了吗？何必还吃药呢？”……这种害怕用药的心理，会耽误病情，容易导致并发症的发生，而一旦出现并发症，后果是可想而知的。所以，该用药时要坚定不移地用。

误区 104. 用药时机不对

糖尿病是终身疾病，但不能一发现糖尿病就马上用药，对于无任

何症状的患者，一般诊断糖尿病不能以一次为准，首次发现血糖升高后，要隔1～2周再测，如空腹血糖大于7.8毫摩尔/升或餐后血糖大于11.1毫摩尔/升，就应该考虑糖尿病。明确诊断后，若血糖检查为时低，本人又无任何症状的时候，可通过减肥、合理科学的饮食、体育锻炼或者禁烟酒等非药物方法治疗。如血糖控制良好，则可维持，若仍无效，则口服药物治疗。

误区105. 发现糖尿病就使用药物治疗

有的患者在刚刚查出糖尿病时，心情急迫，回家就忙着吃药，恨不得一两天就把病治好。

诊断糖尿病包括确定糖尿病的诊断、确定有无并发症或合并症、判断胰岛B细胞功能状态及评估治疗措施等多个环节。一般新诊断的糖尿病患者若情况许可，如没有糖尿病的急、慢性并发症，代谢紊乱不太严重，一般情况较好者，可以先试着进行基础治疗，包括合理地控制饮食、适当的体力活动、生活有规律、情绪要稳定、肥胖者减肥，同时进行糖尿病知识的教育等，所以一经诊断糖尿病就马上给予降糖药物治疗的方法是错误的。

糖尿病是一种慢性疾病，其治疗也不是一两天能治好的，需要长期持久地坚持。对于新确诊的糖尿病患者来说，应根据血糖情况来决定治疗方案。如果病情较轻，通过饮食的控制和合理的运动后，血糖控制比较满意，这时不必用药物治疗，当经上述处理后血糖控制不满意，可以在医生的指导下合理用药。

误区106. 降糖快就是好药

患者就诊时经常要求医生开贵重药品，以为贵药就是好药，可以立即见效。实际用药的目的是防止疾病的产生和发展，疾病控制住了，用药量就要减下来。更有人把治疗2型糖尿病的最基础最要紧的二甲双胍误说成是损害肝肾功能、损害心脏功能的，使得许多患者错过了及时有效的治疗。

过分看重药物降糖速度，认为它是目前评价药物效果的唯一指标，这也为一些成分不明的药物提供了可乘之机。这些药物往往假借纯中药无不良反应的名义，掺杂西药强降糖成分，短期内快速降糖，长期危害身体，侵害患者经济和健康利益。为此，糖尿病患者一定不要服用疗效不明确的药品，要定期与医生会面，定期做糖尿病相关检查，把病情和检查结果与医生交流，获得医生各方面的指导，实现平稳降糖，这是科学治疗的重要内容。患者最好有相对固定的医生，这样医生更了解患者情况，便于修改治疗方案。千万不要每个月都换不同的医生，换不同的药品。因为有的药品要服用一段时间才能发挥作用，例如罗格列酮(文迪雅)需要2～3周才能发挥作用。

误区 107. 总是担心自己用的药不是最好的

有些老年糖尿病患者，每次见到有新药都想去试，以致频繁换药；有的人看见别人用某种药效果好，也跟着用同一种药。要知道，药效的发挥需要一个过程。理想的办法是根据血糖水平逐渐调整服药的剂量，达到最大剂量时，假如血糖仍然控制不理想，才可考虑改用其他药物。在用药上切不可跟风，因为糖尿病用药非常强调个体化。别人用的所谓“好药”，是因为适合他们的病情。切记，适合自己的药才是最好的药。

误区 108. 自认为“久病能成良医”

不少老年糖尿病患者是十几年的老病号，当出现症状或血糖升高时，不是立即去医院，而是自恃多年的用药经验给自己当医生，直接去药店买药。这是万万不可。药店卖的药通常都是“健”字号的保健品，不是国家“准”字号药品，里面难免有西药成分，会给服用者带来一些不良反应。服用这些保健品,血糖可能降下来了,但不排除存在危险因素,可能短时间内身体会好,但很快并发症出现了,一旦并发症出现,再调理和治疗就困难了,加之现在各种新研发的降糖药层出不穷,对于新药,老年人务必要在医生的指导下服用。如果患者根据一些片面的信息修改方案甚至自行停药、换药,带来的后果非常严重,不但增加了血糖失控的风险,甚至因为对自行加用的药物缺少了解而带来更多的问题。因此,不建议患者自己给自己当医生,去药店买药服用。患了糖尿病以后,一定要到正规医院接受专业医生的治疗。必须听从医生指导,配合药物治疗,定期到医院复诊,并根据病程进展及时调整治疗方案。

误区 109. 别人用效果好,我服就有效,贵药就好

临床上经常会听到一些糖尿病患者讲:某某患者吃了某种降糖药效果很好,希望医生也为自己开该种药物。还有些患者一味追求新药、贵药,以为这些药物就是最好的药。实际上糖尿病不同于感冒、发烧时抗病毒、抗生素类药物按说明吃足量即有效。每位糖尿病患者血糖水平高低不同,胰岛功能状况不同,胰岛素敏感程度不同,饮食情况不同,运动情况不同,工作强度不同等,太多的不同要求为每位糖尿病患者提供的治疗方案也不同。同一种降糖药对同样患有2型糖尿病的两位患者,效果会完全不同。糖尿病用药强调个体化,应根据每个人的具体情况(如胖瘦、肝肾功能状况、年龄等)来选药。所谓“好药”就是适合患者自己病情的药,并非新药、贵药才是好药,其他患者用着好的药未必另一个患者也适用。例如,有位患病多年的糖尿病患者,用优降糖效果越来越差,血糖长期控制不好,以至出现糖尿病肾病、肾功能不全。后来他听别人介绍二甲双胍不错,买来服用后不久,就导致肾损害加重并出现了乳酸性酸中毒昏迷。因此,在糖尿病治疗上不存在哪种药更好的问题,科学的说法是哪一种降糖药更适合。所以,一定要在医生的指导下,制订个体化的治疗方

案，千万不要“照别人的方吃药”。

胰岛素分泌不足与胰岛素抵抗是2型糖尿病发病的两大环节，因此，口服降糖药主要解决的就是这两个问题。发病年龄、病程、身高、体重以及其他疾病的病史的不同，需要患者服用不同类型的降糖药物。有些患者，每次见到有新药就想去试，频繁换药；有些患者喜欢跟风，看见别人用某种药效果好，也去试用。大多口服降糖药的降糖作用都不是立竿见影的，需要一个过程。所以用药后常常要观察一段时间。频繁换药难以达到药物的最大降糖效果。理想的办法是根据血糖水平，在专科医生的指导下选择降糖药物。另外，糖尿病患者的头脑中似乎都有这样一个“共识”：价格越贵的药物降糖效果越明显，进口药一定比国产的好。其实，这种看法是片面的，药物的价格不能作为选择用药的依据。如果发现血糖异常，一定要到正规医院接受医生提供的个体化治疗方案，切忌盲目听信。

误区 110. 轻易相信所谓“祖传秘方”

社会上流传一些食物如山楂（红果）或南瓜等有降糖作用，无须控制食用。其实，山楂对普通老年人有软化血管的作用，但同时也含有较多果糖，不加以限制会影响血糖。同样，南瓜降糖也无科学根据，只能作为蔬菜食用，过多食用也会升高血糖。而糖尿病目前还是一种终身性疾病，尚没有能根治糖尿病的药物和方法。因此，大家不要轻易相信所谓“祖传秘方”、“重大科学发现”、“根治糖尿病”等夸大其词的宣传。不用药物只靠偏方，不可能控制血糖，只会耽误了最佳治疗时机。

误区 111. 口服降糖药的选择不正确

由于对糖尿病的发病机制和各种药物的作用特点不清楚，并受一些非临床因素的影响较大，如价格、药源、利润、广告等，导致选择用药不当。如肥胖患者应用促胰岛素分泌剂,儿童患者应用磺脲类口服降糖药,消瘦患者或心肺肝肾功能异常者应用双胍类药物,急性并发症如酮症酸中毒或严重的慢性并发症如糖尿病肾病等使用口服降糖药,都不是合适的选择,应该尽量避免。

对于降糖药物的选择,医生会根据患者的具体病情,考虑单独或多种药物的联合治疗。并非只要能降糖,用哪一种药都可以。因某些药物,如磺脲类药物,虽能有效控制血糖,但在治疗后1～3年左右可能会失效,称继发性磺脲类药物失效。为避免失效,应适时地交替使用不同的药物。如病情未能控制,还需加用其他药物治疗,甚至改用胰岛素。

误区112. 消瘦型患者服用二甲双胍

二甲双胍可以改善胰岛素抵抗,同时还有调脂和降低体重的作用,因而目前将二甲双胍列为肥胖的2型糖尿病患者的首选药物。但是消瘦的糖尿病患者则不宜服用二甲双胍,因为二甲双胍抑制食欲,降低体重,会越吃越瘦。我们要清楚,不是所有的糖尿病患者都需要节制饮食,瘦的糖尿病患者甚至还要增加饮食量,因为瘦导致的营养不良、免疫力低下,有时比胖还可怕。在临床上常常见到这样的患者,原来是个肥胖的糖尿病患者,服用二甲双胍使体重减得很明显,已经变得消瘦了,还在服用。这时就需要调整药物了。

误区113. 肥胖患者首选促进胰岛素分泌的促泌剂

给肥胖患者用药首选促进胰岛素分泌的促泌剂或者将同一类药物混合使用,比如消渴丸搭配格列吡嗪(美吡达)等都是错误的。选药不当和同类药物合用是用药中一个非常大的误区。首先要避免的就是同类药物的合用,特别是口服降糖药中的多种药剂,每一类药物的作用机制都是各不相同的,虽然有相似但还是不能混合使用,因为同类药物的混合使用有时候会导致严重低血糖。

而糖尿病患者在选药的时候，并不是越贵越好，一定要注意4点：①必须要有确切的疗效；②对人体的毒性或者不良反应较低；③价格要适中；④服药方便。

不要根据说明书就自行加药或换药，应该找专门的医生做定期检查和调整治疗方案，量体裁衣才是最好的。

误区114. 选择能报销的药吃

由于受到国内医疗体系不完善的限制，一些疗效好的新产品无法列入报销范围之内，而往往能报销的药物疗效差，或即将淘汰，患者却仍在服用，往往是得不偿失。有些患者痛失了早治疗、早控制的好时机，甚至为此付出了生命代价。其实这一方面是我们的医疗体系不科学，另一方面也是患者的观念较落后。其实自费的一些好药，可能当时觉得自己掏腰包，但如果在未发生并发症之前控制住了血糖，那么十年后，你会安枕无忧，甚至只需用很少的钱来平稳血糖，也可得到长寿和无价的健康。但如果贪图便宜，血糖控制不理想或得不到综合治疗，那么十年之后，你所用于治疗并发症的花费，比你十年前就接受新药物治疗所发生的费用要高得多。

误区115. 服药时间无讲究

由于糖尿病的特殊性，其服药时间也是有讲究的，只有严格按照医嘱来进行服药才能较好地控制糖尿病，这也是有些糖尿病患者在长期服药时依然不能控制病情的原因之一。例如，服用优降糖时，有些患者喜欢在吃饭时服用，而正确的做法是在饭前半小时服用才能有效。这是因为优降糖是通过刺激胰岛素分泌发挥降糖作用的。一般口服优降糖后需要1小时左右才能进入血液中发挥降糖作用，而进餐后半小时血糖已经开始明显升高，因此优降糖（包括其他磺脲类降糖药)应在餐前半小时左右服药。同样,双胍类及阿卡波糖(拜糖平)也应注意服药时间,否则亦难以达到良好的降糖效果。双胍类药物应在进餐时或进餐后立即服用,拜糖平则应在进餐后即刻服用。

误区 116. 口服降糖药饭前饭后服都一样

口服降糖药饭前饭后服都一样,这种看法是不正确的。降糖药用法不当,事倍功半。由于各类降糖药的作用时间、代谢降解速度各不相同,患者服药时必须遵照医嘱在规定的时间服药,才能发挥最大疗效。目前运用于临床的口服降糖药有多种,不同的降糖药有不同的作用机理和作用环节,每种药物有着不同的服用时间,而不能统统饭前或饭后服用。否则,一方面达不到应有的降糖效果;另一方面,又可能造成低血糖的发生。常用的需在饭前服用的药物有磺脲类药物(如美吡达、达美康等);需与第一口饭同时服用的药物为 a -葡萄糖苷酶类(如拜糖平等);双胍类药物(如二甲双胍、格华止等)为克服胃肠道反应可在进餐时或饭后服用;噻唑烷二酮类(如文迪雅)等则可酌情选择服用时间。

糖尿病患者在用药前,应向医生询问用药的注意事项,以免因服用方法错误而影响疗效。

误区 117. 不进餐不服药

糖尿病患者常认为吃饭后血糖升高,才需要服药,如果不吃饭则不需服降糖药。这种认识误区所造成的后果是非常严重的,因不进餐不服药有可能会引起低血糖,甚至昏迷而危及生命。

正确的作法是当患者很少进餐或不进餐时,不应按平时的剂量服用口服降糖药,应及时去医院就诊,由医生来调整治疗方案,同时也不能随便停药。但食量正常的患者,进餐后应按时服药。有些患者去医院检查血糖时,因早餐未按时服用降糖药,结果检查餐后血糖发现很高。而医生复查血糖就是为了了解患者目前的服药方案能否良好控制血糖。如果不按规定服药，测出来的血糖值就丧失了真正的意义，医生就无法判断目前的治疗方案合不合理，甚至还有可能作出错误的判断。因此，复查血糖当天也应按时服药。

误区 118. 漏服降糖药无需及时补救

由于糖尿病的个体化治疗，每位糖尿病患者的处方不尽相同，服药时间也应因人而异。因此如果漏服，想当然地补服或加服的方法是错误的。如果耽误的时间不很长，应及时补服来减少不良影响；如时间过久，就要区别对待。如应餐前口服的磺脲类药，刚吃完饭想起来可抓紧补服，或者改服其他快速起效的降糖药。但耽误时间过长，补服后和下次服药时间太近，药效增加可能引起低血糖，可以先查血糖再决定，如果补服，要适当延后下次进餐时间，或增加运动量。而a-葡萄糖苷酶抑制剂要求在进餐时与第一口饭嚼碎一起服，餐后再吃效果下降，补服效果也可能较差。

不管怎样，糖尿病患者都应坚持服药，因为漏服会对血糖控制产生影响。据一项研究表明，坚持定时、定量、规律用药的糖尿病患者糖化血红蛋白为7.1%，一个月漏服一次降糖药，糖化血红蛋白将升为7.2%；每周漏服一次，糖化血红蛋白就将升为7.8%；而每周漏服多于一次的话，糖化血红蛋白将达到8.5%；若是经常忘记按时服药，后果就更严重了，不仅血糖不易控制，还容易导致并发症的出现。

此外，最近一项研究结果证明，在降糖效果相同的情况下，用药量较小的药物，患者空腹血糖及餐后血糖的数值较稳定。其中格列齐特(达美康缓释片)就比普通达美康片用药量减少很多，并能够取得较好的效果，因此，轻度到中度糖尿病患者或经常漏服的患者，可用一些降糖作用平稳的长效药物或缓释片。

误区 119. 西药不良反应大，不能长期服用

有些患者认为西药不良反应大，长期服用对身体有害，所以当血糖得到控制后，就任意减少药量，直至停服所有药物，导致血糖忽高忽低，波动范围很大。这种情况对患者的病情控制极为不利。因为血糖大范围波动，将有助于各种并发症的发生，而且容易诱发酮症酸中毒。

任何药物（包括中药和西药）都可能产生不良反应，当患者的肝、肾功能正常时，药物能够在肝脏和肾脏正常代谢和排泄，并不增加肝、肾的负担，因此此时使用药物应该是很安全的。只有当肝、肾功能出现严重障碍时，患者才应在医生指导下严格控制药物的使用。此外，目前在临床上使用的各种治疗糖尿病的药物都是经过多重筛选，在反复进行动物试验和多年临床验证的基础上确定的安全、有效的药物，因此患者在使用治疗糖尿病药物时无需过多忧虑。关键是要抓住主要矛盾，在医生指导下合理选用药物，以长期、稳定地控制血糖。

大部分血糖控制不好的糖尿病患者往往在5～10年内，甚至更短的时间会出现并发症如视网膜、神经或肾脏病变等。事实上经过长期的临床实践证明，除非患者合并有肝脏与肾脏疾患，口服降血糖药物从总体上来说还是比较安全的，不良反应也比较小，所以，患者对用药无须抱有恐惧心理。

误区 120. 糖尿病药物最严重的不良反应是成瘾

药物成瘾这个名词对于人们来说不再是陌生的字眼，一旦患上糖尿病也就意味着要与药物打一辈子交道。人们往往担心的是药物的成瘾性，其实真正严重的不良反应不是成瘾，而是低血糖。一般来说，磺脲类会引起低血糖，而双胍类及 a-葡萄糖苷酶抑制剂不会或

很少引起低血糖。轻微低血糖时仅有明显饥饿感、轻微出汗；低血糖较严重时则有心跳、手颤抖、大汗、面色发白或转青、头昏甚至昏迷。

那么，如何防治低血糖呢？首先，服药应与进餐配合。其次，当发生低血糖时应及时自行处理。一般来说，轻微低血糖时可进食几块饼干、面包片等，但不宜吃甜食。如出现严重低血糖甚至头昏时，应及时进食甜食（糖果、糖水等）以迅速升高血糖。发生低血糖症状轻微时，应先检测指尖血糖，因为前面所提到的症状不一定都是低血糖引起。当然，口服降糖药还可引起其他一些不良反应，如肝肾损害、过敏、胃肠道不舒服等，临床上较少见，应定期检查。

误区121. 害怕用药，担心用完药就离不开了

有的人认为，自己血糖虽然偏高，但自觉身体良好，吃得下、睡得着，而一旦吃了降糖药就会上瘾，天天要吃药，顿顿不离药。我们可以肯定地说，服用降糖药是不会上瘾的，至于吃得下、睡得着，并不是衡量健康的标准，有许多疾病就是在吃吃喝喝中产生的，糖尿病就是其中之一，而且越吃得下，血糖就越高。对糖尿病患者来说，适当服用一些降糖药，使血糖控制在正常范围，就可以减少高血糖对胰岛B细胞的毒性，防止胰岛功能进一步衰退，甚至使胰岛功能有所恢复，使糖尿病得以减轻。一旦胰岛功能有所恢复，可在医生指导下逐渐减少降糖药的用量，直至完全停药。

误区122. 长期用降糖药对肝肾有损害

糖尿病是一种终身性疾病，需要长期治疗。有些患者在用药时，一看到药物说明书上标有“影响肝肾功能”，就非常担心，即使该药物非常适合自己的病情，也坚决弃之不用，而去选择一些降糖效果不确切的保健品或中药，致使血糖长期居高不下。还有些患者认为，“西药不良反应大，长期服用对身体有害”，当血糖得到初步控制后就自

行减药，甚至停用所有药物，导致血糖忽高忽低，反复波动。凡此种种，对糖尿病患者的病情控制是极为不利的，因为血糖大幅度波动会促进各种并发症的发生，而且容易诱发糖尿病酮症酸中毒。

药物进入体内以后大都要经过肝脏代谢，然后再由肾脏排出体外。如果患者的肝肾功能正常，就能保证药物在肝脏及肾脏正常代谢和排泄，而不会对肝肾功能造成影响。相反，如果患者存在肝肾功能不全或者用药剂量过大，就会加重肝脏代谢及肾脏排泄的负担，并影响肝肾功能。

目前认为，只要患者肝肾功能正常并且对二甲双胍引起的胃肠道反应（如恶心、呕吐、胃胀、腹泻等）能够耐受，就可以长期服用该药，但在服药期间应该定期监测肝肾功能。如果患者的肝肾功能正常，而且二甲双胍的用量是在临床允许的剂量范围以内（500～2000毫克/天），就不会对肝肾功能造成损害，长期用药应当是安全的。如果患者存在肝肾功能不全，由于二甲双胍经肾脏排泄受阻，使得二甲双胍和乳酸在体内堆积，容易导致乳酸性酸中毒。因此，当血肌酐大于150微摩尔/升或肝功能异常时，禁用二甲双胍。

也许有人会问，除了双胍类药物以外，其他各类降糖药（磺脲类、格列奈类、a-葡萄糖苷酶抑制剂、胰岛素增敏剂等）是否对肝肾功能有影响呢？在临床应用过程中，其他四类降糖药有出现肝功能异常的个别病例报道（发生率小于1/10000），多表现为轻度和暂时性转氨酶升高。总的说来，目前临床使用的各类口服降糖药还是比较安全的。

不可否认，任何药物都有一定的不良反应，就连中药也不例外。但糖尿病患者不可将药物的不良反应过分夸大。事实上，临床上使用的各种正规降糖药物都是经过层层筛选，在反复动物试验和多年临床验证的基础上得到确认的安全、有效的药物，其不良反应并不严重，它给患者带来的益处远远超过它的不良反应。因此，在使用这些药物时不必顾虑太多。

一些糖尿病患者在服用降糖药期间发现肾功能异常，但这多半是糖尿病本身造成的，与糖尿病病程长及血糖、血压控制不良等因素有关。事实上，长期高血糖对肝肾功能的损害要远远超过降糖药物对肝肾的影响，良好的血糖控制本身就是对肝肾最好的保护。因此，糖尿病患者要权衡利弊，抓主要矛盾，而不能因噎废食。只要在医生的指导下正规服药、定期监测肝肾功能，就完全可以长期放心服用降糖药。

误区 123. 促胰岛素分泌类降糖药不会致低血糖

严格来说，各类药物都有不同的不良反应。磺脲类和格列奈类促进胰岛素分泌药物如瑞格列奈片（诺和龙）等的不良反应主要是低血糖，吃药后会出现心慌、出汗、有饥饿感症状，严重者甚至会出现意识障碍，有时也会出现皮疹等过敏反应以及肝肾功能损害。相对而言，格列奈类药物出现低血糖的几率比较低，不良反应也相对小一些。

部分降糖药易致低血糖。一般糖尿病患者每日服用格列苯脲的量在 2.5～5 毫克之间，如果要增加服用量，必须在医生指导下，根据病情来决定，如果服药过量，可能出现腹泻、恶心、头痛、胃痛、肝功能损害等不良症状。如果长期大量服用格列苯脲，最终造成严重的低血糖和肾病，在临床上就有服用过量导致死亡的病例。

误区 124. 胰岛素增敏剂降糖药物不会出现胃肠道反应

胰岛素增敏剂如罗格列酮等，以及双胍类的不良反应主要是胃肠道反应（患者服药后会有恶心、食欲不振的现象）及乳酸性酸中毒（服用降糖灵后，患者会出现乏力、意识障碍甚至昏迷等症状），还有一部分患者会有肝肾功能损害、过敏性反应、大细胞性贫血反应以及血容量增加导致的心脏负担过重。

误区 125. 血糖升高不用或少用药

我国糖尿病患者血糖控制达标率低的原因，主要是受传统的“阶梯式”治疗模式的影响，先饮食控制 2 个月，若不达标，用单药治疗。单药往往用 1 年，甚至 3～5 年。若仍不达标，再考虑联合治疗或胰岛素治疗。其实，血糖长期升高可导致心、脑、下肢血管、肾、视网膜、神经病变的不断加剧，最终导致心肌梗死、脑中风、下肢坏疽、失明、尿毒症等严重并发症。有人认为，若糖化血红蛋白＜9％，可考虑先用单药治疗。若糖化血红蛋白＞9％，则需联合用药，以尽快降低血糖，减轻高血糖毒性，保护胰岛 B 细胞功能。

目前，主张糖尿病患者要配合医生治疗，早期联合用药，力争在半年内，使糖化血红蛋白＜6.5％。单药治疗不能达标时，应尽快联合用药。口服药不行，应尽早加用胰岛素。

误区 126. 一种药物降糖效果不好，就用两种或随意联合

不少患者认为，服用一种降糖药物血糖控制不好，就联合两种、三种甚至四种口服降糖药物一起服用，以达到一个“累加效应”。殊不知盲目联合用药，不但不能增加药效反而使药物的“不良反应”累加。临床上主张的药物联合应用原则一般是：同一类药的不同药物之间避免同时应用；不同类型的药物可以两种或三种联用；胰岛素可与任何一种口服降糖药物同用。不同类型药物的降糖机制不同，合用可起到药效互补的作用，从而通过不同途径发挥更大的降糖作用。例如磺脲类药物主要促进胰岛素分泌，而双胍类药物促进组织对葡萄糖的利用，增加胰岛素敏感性，如此“双管齐下”，可以达到较好的降糖效果。常用的口服降糖药物搭配有：磺脲类＋双胍类、磺脲类＋a－葡萄糖苷酶抑制剂、磺脲类＋噻唑烷二酮类、双胍类＋a－葡萄糖苷酶抑制剂、双胍类＋噻唑烷二酮类(胰岛素增敏剂)。

此外，大多口服降糖药的降血糖作用不是立竿见影的，尤其a-葡萄糖苷酶抑制剂、噻唑烷二酮类和双胍类药物，往往需要几天或几周才能较好发挥作用，所以用药后常常要观察一段时间。如频繁换药，难以达到药物的最大降糖效果。对已得到较好控制的患者，降糖药更不要任意改动，否则会造成血糖波动，甚至可能加速口服降糖药的失效。

误区127. 同类降糖药物合用

同类降糖药物合用是用药中一个非常大的误区，比如消渴丸搭配格列吡嗪（美吡达），两者都含有磺脲类物质，混合使用会导致严重低血糖。用药之前要详细阅读说明书，了解其中的成分，如果用两种以上的药，而这些药中又含相同的成分，就非常危险。

口服降糖药有促胰岛素分泌类、双胍类、a-葡萄糖苷酶抑制剂、胰岛素增敏剂等多种，每一类药物的作用机制各不相同，但同一类药物作用机制基本相似，所以一般不主张同一类药物合用（促胰岛素分泌剂中的磺脲类和瑞格列奈刺激胰岛B细胞分泌的靶点各不相同，可以配合使用）。但是临床上还能够看到这种错误用药的例子，如二甲双胍配苯乙双胍等，这其中有些是医生的失误，还有一些是患者自行调整用药的结果，应当予以纠正。

误区128. 根据自觉症状服药

有些糖尿病患者习惯根据自觉症状来判断血糖控制的好坏。其实，血糖非常高，才会出现多饮、多尿、多食和体重减轻等典型糖尿病症状。如果因无明显不适，随意调节降糖药用量，会导致血糖控制不力。

许多2型糖尿病患者自觉症状不太明显，服药与不服药在感觉上差不太多，于是认为用不用药无关紧要。有的觉得口渴、饮水多时就加药，一旦症状消失就停药或减量；有的自觉症状不太明显，服不服药在感觉上差不太多，于是认为用不用药无关紧要。

事实上，单凭症状来估计病情并不准确。临床实践中，单凭饮食和运动就可使血糖得到良好控制的情况仅见于少数病情较轻的 2 型糖尿病患者，绝大多数 2 型糖尿病患者在诊断之初即需给予药物治疗。症状只是外在表现，它与病情并不是平行关系，有的血糖高达 20 毫摩尔/升以上仍无症状，有的血糖接近正常或稍高，但仍有口干渴、乏力症状，因此加减降糖药一定要查空腹及餐后血糖，然后在医生指导下进行，不可擅自加减药或停药，更不能凭感觉行事。

误区 129. 降糖一定要过度

许多糖尿病患者为了将血糖迅速控制下来，往往多种药物联合、超剂量服用，这样不仅使药物不良反应增加，而且容易矫枉过正，非常危险。

血糖降得太快，使血浆渗透压迅速降低，血流加快，可使血管内水分进入脑组织细胞形成脑水肿，发生神志改变；血糖下降速度太快，还会出现一系列低血糖症状，甚至出现低血糖昏迷。所以快速降糖不仅是不科学的，而且是有危险的。“平稳降糖”才是控制糖尿病的上乘之策。

误区 130. 频繁更换口服降糖药

许多患者服药没几天，见血糖、尿糖下降不满意，即认为所服药物无效，急于换药。其实不然。药效的发挥有一个循序渐进的过程，随着用药时间的延长，药效才逐渐显现出来。频繁更换药物可能会对患者造成不利影响。事实上，有些降糖药（如胰岛素增敏剂）服至半个月到一个月才会达到最大的降糖效果。

实际上，并非不需要更换药物。如果患者在服用某些降糖药物时血糖达标仍不理想,应首先寻找原因,例如是否严格控制了饮食,药物配伍是否合理、恰当,有没有精神情绪方面的因素或存在应激(如感染、手术、腹泻、呕吐等)情况,是否有低血糖后的高血糖反应,是否应用升高血糖的药物如糖皮质激素、噻嗪类利尿药等。如果以上原因能够排除,再根据患者的具体情况合理更换药物或应用胰岛素治疗,是完全可以的。

所以,不要轻易认为某种药物无效,应根据血糖逐渐调整服药剂量。如血糖控制的确不理想,再在医生指导下改用其他药或与其他药联用。较合理的方法是:根据血糖逐渐调整服药的剂量,服至该药的最大有效量时,血糖仍不下降或控制不理想,再改用其他药。

误区 131. 血糖水平恢复正常就可以停药

部分患者在治疗过程中,血糖一旦下降或正常,马上自行当"医生",急于减量或停药,这是完全错误的。

就目前治疗水平来看,糖尿病尚无法根治,某些病情较轻的糖尿病患者,经过一段时间的药物治疗和生活干预,临床症状暂时消失,甚至不用药也可将血糖维持在正常范围。有类似经历的患者会发现,减量或停药后用不了多久,血糖的水平又会起伏不定。这是因为血糖水平转为正常是药物治疗和生活干预协同作战的结果,并没有去除病因。要做好打持久战的思想准备,也只有如此,糖尿病患者才能够得到真正的健康。

降糖药仅仅具有改善胰腺 B 细胞功能和提高胰岛素作用的功效,如果血糖水平转为正常,这是药物治疗的结果,并没有去除病因,患者仍需继续药物治疗。大量研究证明,只有坚持治疗,严格控制血糖,才能延缓糖尿病的发展,减少视网膜、肾脏等致残、致命并发症的发生。

糖尿病是慢性疾病,治疗周期长,有的患者一次血糖检查正常即擅自减量,甚至停药,这不仅易导致血糖再次升高,同时血糖的不稳定会对身体各个脏器带来严重的影响。因此，糖尿病患者一定要坚持吃药，定期复诊，并监测血糖。所以，糖尿病患者切忌擅自停药。

误区 132. 糖尿病患者不能进食时无需停服降糖药

治疗糖尿病饮食是一大环节，是和药物一样不能缺少的，一个好的饮食习惯可以帮你控制好病情，但是当患者不能进食的时候药该停还是继续服用？

糖尿病患者不能进食时，应当及时到医院就诊，而不应继续口服降糖药或擅自停用降糖药。糖尿病患者没有摄入热量，仍口服降糖药，极易发生低血糖，严重的低血糖可以危及患者的生命。

但如果不进食，也不口服降糖药，机体不能通过糖代谢获得能量，脂肪分解就会加速，酮体生成增加，一旦超过利用，酮体在血液内蓄积，使血酮增加，尿酮体阳性，出现糖尿病酮症；酮症时易发生厌食，同时感染、应激等因素使糖异生更加增强，酮体形成更加速，促进了酮血症和酮症的形成；严重时还会出现糖尿病酮症酸中毒，在这种情况下还会出现蛋白质的紊乱，肌肉组织中蛋白质分解加速，血浆中生成酮氨基酸和糖氨基酸浓度降低，前者转化为酮体，后者通过糖异生转化为肝糖元，血糖、血酮均上升而呈负氮平衡。

如果是因为呕吐、腹泻而不能进食，可因失水出现高渗昏迷，它和糖尿病酮症酸中毒都是糖尿病常见的急性并发症，若不及时诊治，患者会有生命危险。

误区 133. 口服降糖药能替代胰岛素

口服降糖药和注射用胰岛素都是降糖药物。但是，任何口服降糖药都不能替代胰岛素。

口服降糖药要降低血糖，最终需要依赖胰岛素的存在，无论是协助胰岛素作用，还是促进胰岛素分泌，都不能没有胰岛素的参与。因此，仅使用口服降糖药治疗的前提是患者的胰岛细胞必须有较好的分泌胰岛素的功能。

口服降糖药主要应用于2型糖尿病患者。大部分2型糖尿病患者确诊时，胰岛素的分泌仅为正常人的一半，并随着时间的推移每年以3%～4%的速度下降。所以口服降糖药在开始治疗5～10年疗效较好，但随着病程的延长，逐渐需要补充外源性胰岛素，甚至需要以胰岛素为主来控制血糖。

是否使用胰岛素要根据病情决定。对于2型糖尿病患者，很多情况下只需短期使用，如妊娠分娩、外科手术前后、出现急性糖尿病并发症和各种感染等。此外，最新研究发现，在2型糖尿病的早期，使用一段时间的胰岛素，能使已经受损的胰岛细胞得到休息，功能得以恢复。

如果由于自身胰岛素分泌不足，口服降糖药不能有效控制血糖，则可能需要长期加用或单独使用胰岛素。部分患者经过一段时间的胰岛素治疗后，可以停用，恢复口服降糖药治疗。

误区134. 胰岛素应用不当

惧怕注射胰岛素，临床上许多患者都不愿意打胰岛素，不光是怕打针疼痛，麻烦，更多是怕一打胰岛素就撤不下来。所以会出现1型糖尿病患者总是试图应用口服降糖药治疗而停用胰岛素；2型糖尿病患者认为一旦用上胰岛素就不能停用，有的患者因血糖过高、急性糖毒性使胰岛B细胞衰竭，或糖尿病酮症甚至酮症酸中毒不敢当机立断应用胰岛素治疗，耽误了治疗时机，为后期治疗增添了很多问题。其实胰岛素治疗是一种很好的疗法，它能有效地控制血糖，保护胰岛功能，防止或延缓并发症的发生，而且不良反应小，费用低。目前世界各地都在放宽胰岛素治疗的指标。胰岛素的应用更主要是病情的需要。有些患者胰岛功能破坏已比较严重，胰岛素分泌已严重不足，不注射胰岛素已不能控制血糖，另外有些患者存在某些并发症，不适合口服药物治疗，这时使用胰导素治疗就是必然的了。

还有一部分患者认为胰岛素不良反应比口服降糖药小，不管自己的 2 型糖尿病有没有胰岛素适应症就盲目地应用。其实胰岛素应用不当会导致水钠潴留而加重高血压和心功能不全，高胰岛素血症会加重血管内皮的损伤，导致大血管病变等，如肥胖、胰岛素抵抗的患者就不宜过早地应用胰岛素治疗。

误区 135. 胰岛素会越打越胖

有人打了胰岛素后体重增加，于是说："打了胰岛素不吃也长胖"，好象打胰岛素后变得肥胖是不可避免的。实际上根据物质不灭、能量守衡的原理，肥胖肯定还是由于吃得多、消耗得少而引起的，胰岛素在这里起得作用，只不过是使营养物质得到充分利用而已。如果不是吃得多、消耗得少，一天打上 10 瓶胰岛素也胖不起来。

为了避免打胰岛素后体重增加，我们应该掌握以下一些原则：①肥胖患者不积极使用胰岛素疗法，必须使用时常有剂量偏大而疗效不佳的情况发生；②如果接受胰岛素治疗后糖尿病患者体重增加，应该重新审查胰岛素治疗的适应证，可用可不用者不用，可少用者不多用；③严格控制饮食、增加体力活动量，这是避免体重增加最主要的手段；④加用双胍类药，以降低食欲，减少胰岛素用量。

误区 136. 注射部位跟着感觉走，手法不得要领

胰岛素是一种生长因子，如果反复在同一部位注射胰岛素，那这一部位的皮下脂肪自然会出现增生并产生硬结，这会直接导致胰岛素的吸收率下降，吸收时间过长，进而引起血糖控制不稳定。因此，糖尿病患者在日常注射中首先要注意的就是注射部位的轮换。

人体适合注射胰岛素的部位包括腹部、大腿外侧、手臂外侧四分之一处和臀部。因为这些部位下方都有一层可吸收胰岛素的皮下脂

肪组织而没有较多的神经分布。

需要注意的是，上述部位对胰岛素的吸收速度和吸收率也存在很大差别。总体来说，使用短效胰岛素或早餐前注射预混胰岛素时，优先考虑的注射部位是腹部。对于需要注射中长效胰岛素的患者来说，例如睡前注射中效胰岛素，最合适的注射部位是臀部或大腿。

注射部位的轮换并非随心所欲，主要是指在腹部、手臂、大腿和臀部间进行轮换注射。一般来说有两种方法，一是按照左边一周、右边一周的方法；另一种是按照左边一次，右边一次。同时，每一次的注射点需要从上次的注射点移开约一手指的宽度，并避免在一个月内重复使用同一注射点。一旦发现注射部位有疼痛、凹陷、硬结现象，应停止继续在该部位进行注射，直至该现象消失。

专家建议：打一针换一个地方

除了注射部位不能随心所欲，胰岛素的注射手法也有讲究，注射深度既不是越深越好，也不是越浅越好。

中国胰岛素注射技术调查结果显示：30.6%的患者在腹部注射时未捏皮。如果患者使用的是8mm的针头，不捏皮就注射可能会加快胰岛素的吸收，缩短胰岛素的半衰期，影响其作用的发挥。调查同时发现，大约55.4%的患者过早地松开了皮褶。为了保证把胰岛素充分地注射到皮下层，患者应当根据不同的胰岛素注射针头长度，采取不同的注射角度及手法。

如果使用较长的笔用针头或胰岛素注射器（长度为8mm或12mm的针头），注射时必须捏起皮肤并以45度进行注射，从而增加皮下组织的厚度，以免将胰岛素注射至肌肉层。如果使用5mm的超细超短型笔用针头，则无需捏皮，直接垂直进针，将针头全部刺入皮下即可。

专家建议：依据针头长短。

误区137. 针头重复用

胰岛素注射针头如果反复使用，首先会影响注射剂量的准确性，其次还会导致针头折断、针头堵塞、注射疼痛等一系列问题。而中国注射现状调查发现：仅有 10.7％的患者每次注射都使用新针头；9.6％的患者每个针头使用 2 次；大约 28.5％的患者每个针头要重复使用 10 次以上。

为了使胰岛素注射更加舒适，目前市场上的胰岛素笔用针头都是按照一次性使用的标准设计制造的，并非经久耐用。专家建议，患者应尽量保证胰岛素注射针头一针一换。

误区 138. 害怕长期注射胰岛素

胰岛素替代疗法能很好地提高糖尿病患者的生活质量。在西方国家，糖尿病患者使用胰岛素治疗比较普遍，而在我国的糖尿病患者中，甚至部分医务人员中存在一种认识误区，认为糖尿病患者一旦用胰岛素治疗，就像吸毒一样会“上瘾”，产生依赖性而从此终身抛不掉。这种看法是不科学的，这或许是出于对注射和吸毒的联想而产生的恐惧。

一个糖尿病患者是否需要依赖注射外源性胰岛素控制病情，是由疾病的性质所决定的。所有的 1 型糖尿病和部分病情严重的 2 型糖尿病患者，由于体内的胰岛细胞功能已经衰竭，不能产生胰岛素来调节血糖，因此需要终身注射胰岛素替代治疗，否则就无法维持生命活动。传统的医学理论和经验认为，对于多数病情较轻的 2 型糖尿病患者来说，他们的胰岛细胞功能尚好，用适当的药物可以刺激胰岛分泌出更多的胰岛素，或者采取增加胰岛素受体的敏感性，促进胰岛素被机体充分利用的办法而达到正常的血糖水平，因而他们不需要依赖胰岛素。但在用口服降糖药治疗的过程中，如果患者出现了感染、创伤、手术等情况，功能不全的胰岛因无法通过药物调节满足机体对胰岛素的需求量，就必须短期使用胰岛素。而最新的医学研究和临床经验是：对于 2 型糖尿病患者，即使病情较轻，也应尽早使用胰岛素。

因为患者一旦确诊为糖尿病，体内大约已有90％的胰岛B细胞受到损伤，但其中40％～50％的胰岛B细胞是有可能恢复的。早期使用胰岛素，不仅可迅速解除糖毒性和脂毒性对胰岛细胞和胰岛素受体的损伤作用，而且也可让未受损伤的胰岛细胞和胰岛素受体充分休息，还可使受损伤的胰岛细胞得以修复并恢复功能。同样2型糖尿病患者，用注射胰岛素治疗一个阶段后，在胰岛细胞得到休息和恢复功能后再停用注射胰岛素，改回口服药治疗，同样可以取得很好的效果。有的甚至可以达到仅凭饮食和运动控制，就达到良好血糖控制的水平。

误区139. 打胰岛素后可以不用控制饮食了

有些患者因口服药控制血糖不佳而改用胰岛素治疗，认为有了胰岛素就“天下太平”，不需再费神控制饮食了。其实这样是非常不利于血糖控制。从医学上讲，主张用最小剂量的药控制住病情，药越少用越好。另外，虽然使用了胰岛素，但有些患者的血糖也没有控制在了正常值范围内，血糖还没有达标，因此，还需要患者通过控制饮食和加强运动，改变生活方式来辅助治疗。如果不控制饮食，血糖会更加不稳定。

胰岛素降血糖的机理是将血糖运送到组织中利用或以糖原及脂肪的形式储存起来，这样，如果吃得多了，储存也就相应增加，于是体重随之逐渐增加，体重增加了，所需的胰岛素也相应增加，所用的胰岛素就不得不加量，于是进入恶性循环，很可能导致胰岛素抵抗的产生，进一步干扰糖尿病的治疗。因此，接受胰岛素治疗的患者仍应严格遵守饮食治疗的原则。

糖尿病中药和保健品治疗误区

误区 140. 过于强调西药的不良反应而乱用中药

有些糖尿病患者认为，西药的降糖药物对肝肾功能有不良反应，因此坚持不服用西药而服用一些不明成分的中成药甚至相信虚假广告宣传，认为中药安全。实际上，任何中西药物都是有其适应症和不良反应的。在降糖作用上，目前的中药还无法和西药（包括口服降糖药和胰岛素）相提并论，但在治疗糖尿病慢性并发症方面，中药是有其优势的，但要强调的是一定要到正规中医院在中医的“辩证施治”的基础上进行，而不是乱用中药。

中药有一定的降糖作用，但降糖作用较弱，无法替代西药或胰岛素。若血糖不能达标，应尽快改用或加用西药，以求尽快使血糖达标。降糖西药种类很多，疗效较确切，只要应用适当，可使血糖很快降至正常范围，减少并发症的发生。西药虽有一定的不良反应，但并不常见，且一旦发生，只要尽快换药或改用胰岛素治疗即可纠正。况且，近年来的研究发现，中药并非绝对安全。

误区 141. 中医不如西医

中医药治疗糖尿病历史悠久，积累了丰富的临床经验，有许多行之有效的方药。糖尿病类似于中医的“消渴病”，中医认为其病机为阴虚燥热，多采用滋阴清热、活血化瘀法进行治疗。近年来，广大中医药学家开展了中医药防治糖尿病及其并发症的实验研究，尤其在慢性并发症的预防和早期治疗上，中医药的辨证施治有着比西医不可比拟的优势，为糖尿病的防治研究开辟了新的途经。

中医药对糖尿病的治疗作用缓慢，但属治本范畴，在血糖下降的同时使体质增强，对慢性并发症有较好的预防和治疗作用。中医认为，阴虚是糖尿病发生的实质，脾虚是糖尿病不愈的根本，血瘀是糖尿病合并症产生的关键。中药可以把养阴健脾、益气活血巧妙地组合在一起，从而使糖尿病从根本上得到有效治疗。使用中药可使血糖、尿糖长期稳定在正常范围。

中医药的整体调理可在降糖的同时，增强患者体质，纠正糖、蛋白质和脂肪代谢紊乱，调节胰岛素受体的数目或亲和力，以增加靶细胞对胰岛素的敏感性，对抗胰岛素抵抗。

中药的整体调节还可以有效地防治糖尿病多种并发症的产生。糖尿病患者多数存在着血液黏滞度增高、血脂异常及血小板聚集率增高这些因素，造成了糖尿病患者并发心脑血管病、周围血管病变以及重要脏器损伤的基础。中药在降糖的同时，可以通过益气活血降低血液黏滞度和血脂等，从而防治并发症。

误区 142. 中药不能降血糖或者只能起辅助作用

中药不能降血糖或者只能起辅助作用。持这种观点的患者大都是受西医的影响。由于西药降血糖效果比较快，容易让人产生信心，中医药疗效慢，容易让患者失去信心。这种看法是相当片面的，其实中医药治病是根据每个个体的特殊情况，进行辨证论治，认为上焦宜润肺养阴、生津止渴；中焦宜清胃泻火或清胃润燥，以治消谷善饥；下焦宜滋补肝肾、育阴清热，使水火相济、阴平阳秘。从标本虚实论治，认为消渴病以阴虚为本，燥热为标；正虚之中，以肾虚为本，痰湿、血瘀为标；肾虚之中，阴虚为常，火衰为变。从“三消”轻重论治，认为标实证轻，本伤病重，消渴病出现传变（并发症），病情更重。此时，常需滋阴补肾、益气健脾、化痰逐瘀、活血通络诸法并用，能取得很好的疗效。

因人施治，实行个体化治疗。有一些患者认为中药治疗糖尿病实际上是一种调节，所以效果不显著；还有些患者认为中医药在治疗方面只能起到辅助作用。这些是相当不科学的。通过多年临床研究发现，在糖尿病的不同治疗阶段，中医药所起的作用是不可忽视的。例如长期用西药治疗的糖尿病患者刚开始接受中药治疗时，不能立刻停用西药，而是在原来用药的基础上联合中药治疗，可使血糖平稳下降，减少波动，这时候中药处于辅助治疗地位。待血糖平稳一段时间后，有计划地逐步减少西药用量，中药可逐步上升为主要治疗药物。从而达到治糖尿病及其并发症的目的。

误区 143. 中药无任何不良反应

目前，市面上许多中成药其实都是中西药合剂，而中药也同样从肝脏肾脏代谢，因此中药无不良反应的说法是没有科学根据的。另一方面，很多患者不是在正规医院专科医生的指导下购买和服用中药，可能会导致低血糖，出现出汗、心悸、饥饿、无力、面色苍白及四肢冰凉等症状，也有部分人表现为思维迟缓、语言迟钝、头晕、嗜睡、步态不稳、幻觉、行为怪异等精神症状，严重者会昏迷，甚至危及生命。

误区 144. 中医药治疗糖尿病最理想

中药能降糖吗？根据内分泌专家的看法：似乎多少可以降一点，但是靠它治疗糖尿病靠不住。动物试验表明有些中药确实多少有些降糖作用。糖尿病病情轻得时候，单纯控制饮食就可以降血糖，且收到良好的疗效，不需要任何药物。真正到了需要口服胰岛素或者打胰岛素的程度，某些中药有限的降糖作用是不够用的。西药不良反应大，只治标。

我国中医历史悠久，源远流长，对于许多病的诊治确有独到之处，再加上社会上许多利欲熏心的不法商贩利用患者急于康复的心理，肆意夸大中药的治疗效果，对患者造成一种误导，认为中药治百病，不但无不良反应，且可除根，使得不少患者走了不少冤枉路，花了不少冤枉钱，错过了最佳治疗时机。尤其是目前对于糖尿病的冶疗，国际上仍未找到确切病因，所以糖尿病难以除根。我国目前对于糖尿病的中药治疗尚处于研究中，能“除根治本”更是无稽之谈。所以奉劝广大患者最好到正规医院治疗糖尿病，可以辅以中药治疗改善症状，调整全身状况，切不可听信街头广告，吃亏上当。

中医在许多方面都有着独到之处，目前对于中医治疗糖尿病的共识是:①如果不含西药成分，单纯中药、中成药或中药方降糖作用不明显，单用难以使血糖达标;②有些中药虽然不降血糖，但在改善症状、延缓并发症等方面还是有一定作用的。所以，中药也不是一无是处的。纯中药制剂可以治疗糖尿病不过是广告，至于无任何不良反应、几个疗程可以治疗糖尿病是一种公关手法。目前市场上许多用于治疗糖尿病的中药其实都含有西药成分，但又“犹抱琵琶半遮面”，不肯明言或语焉不详，让人不明就里。其实这样更危险，既无法令患者正确使用，又无法事先预知其可能的不良反应，一但出了意外，就难以及时处理。

因此，无论是西医还是中医，目前还都没有解决糖尿病的根治问题。客观地说，中药在糖尿病慢性并发症的防治方面有一定的作用，但就降糖而言，中药效果远不及西药。

误区 145. 中草药能降血糖，可以随意服用

王老先生是一位 63 岁的 2 型糖尿病患者，平日血糖控制还算稳定，某天在家时突然昏迷不醒由家人送至台中医院急诊室求诊。经检验发现，王老先生的血糖值只有 2.0 毫摩尔/升(36 毫克/分升)，在急诊室经过给予葡萄糖静脉注射后，王老先生便逐渐恢复意识。后来经过医生仔细的询问，王老先生的女儿前些日子去韩国玩，买了韩国的高丽人参茶包回来送他，听说人参对降血糖有帮助，所以两周前他开始饮用，而他自己也觉得血糖值有改善，没想到却发生低血糖

昏迷。

曾经有研究显示，小剂量的人参可以降低2型糖尿病患者的空腹血糖与糖化血红蛋白，但是如果过量服用则可能会造成高血压、失眠及水肿等症状。因此，医生判断这次王老先生的低血糖昏迷可能是他饮用的韩国高丽人参茶包。

实际上，不只人参，其他像苦瓜、武靴叶、葫芦巴、紫檀心木、肉桂及平日食用的蔬果，如空心菜、柚子、洋葱、南瓜等也对血糖的控制有帮助。另外，有些患者除了服用口服降血糖药或打胰岛素外，还会另外使用一些中草药或偏方来控制血糖。事实上，使用中药草和偏方控制血糖，可能会使患者暴露在低血糖的风险中，而低血糖不仅会影响到病患的安全，严重时更可能造成死亡；其次，药物之间除了加成作用外，还有所谓的交互作用，可能会影响某些药物的作用，延长或加速某些药物的代谢，甚至引发一些不良反应。

误区146. 服用降糖药后应用含中药的保健品

很多老年人在药物治疗慢性病的同时，还经常服用一些保健品，期望更好地控制、缓解病情。然而，保健品并非人人可食，有时甚至可能与正规药物产生作用，反倒妨碍了疾病治疗。

目前，许多保健食品是由复方中药组成，常见的有人参、西洋参、枸杞、阿胶、鹿茸、黄芪、何首乌、甘草等。医生指出，保健食品中的这些中药成分，不可避免地存在着与西药配伍禁忌的问题。比如鹿茸、甘草、人参等中药成分，其所含的糖皮质激素样物质能使酶异生，减少人体组织对葡萄糖的利用，降低葡萄糖的分解，使血糖升高加重病情。如果在正常服用降糖药的同时，使用含甘草、人参等成分的保健食品，会影响糖尿病控糖效果。含人参、麻黄的中药保健品，与复方降压片、利血平等降压药合用，可使血压升高，高血压病患者应慎用。丹参、银杏叶不能与抗凝血药合用，否则会增强抗凝血作用，甚至引起出血。珍珠母、龙骨、瓦楞子、牡蛎、石决明等，不宜与强心苷类药物合用,否则会使药的毒性增强,易导致心律失常及心力衰竭。抗菌药物与含乳酸杆菌、双歧杆菌的保健食品合用,可使后者效果降低或失效。

因此,老年慢性病患者在服用保健品前,应了解其成分,并弄清这些成分是否与正在服用的药物有配伍禁忌的问题,在医生指导下正确选用,以免贻误病情。

误区 147. 相信糖尿病保健品的虚假宣传

当前市场上充斥着各种降糖产品:降糖胶囊、降糖冲剂、降糖口服液、降糖纯中药制剂……市场上降糖产品鱼龙混杂,很多降糖产品能生存下来,靠的是虚假宣传。

目前糖尿病还不能治愈,没有一种成熟的、能够应用于临床治疗的有效方法。患者不要对此抱有任何幻想,如果降糖广告说能根治糖尿病,就是骗人的。有些广告表示患者不用终身服药,这明显是违背常识的,因为糖尿病是慢性病,患者需要终身服药,以保持血糖平稳。

有些产品广告迎合糖尿病患者的需求,称用这些产品患者能“大吃大喝”。专家解释,在这类产品中多少都有一些西药成分,通常要求患者短期内大量服用,短时间内西药起作用后,患者如果不控制饮食,血糖也不会立刻升高。

不少患者,尤其是经济条件较优越者,迷信保健品,往往以保健品代替药品,而恐惧降糖药的不良反应。更有甚者,不管是否适合自己的病情,一边拣最便宜的降糖药吃,一边服用价格昂贵的保健品。殊不知保健品非药品,是不能代替药品的。某些患者用保健品后自我感觉良好,这其实是一种心理作用,退一步讲,就算保健品有一定疗效,也不是每种保健品对每位患者都适用。

对于糖尿病患者来说,科学的方法是在专科医生的指导下,正确选用有效地降糖药物控制血糖,在经济条件许可下,选择一种对自身有益的保健品，以达到治疗、保健综合调理的效果。短期降糖是没有意义的，关键是保持血糖稳定，所以糖尿病患者要切记，控制饮食是治疗的一部分，是服用任何产品都不能代替的。血糖高的患者要老老实实地吃药或者注射胰岛素降血糖，千万不要寄希望于所谓的降糖保健品。任何保健品在糖尿病治疗中起到的只是辅助作用，不能代替药物。

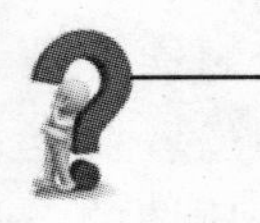

糖尿病患者达标和疗效评判的误区

误区 148. 只要坚持治疗，达不达标不重要

许多患者虽然一直坚持治疗，但并不关心治疗效果即血糖控制情况达不达标，不能根据病情的发展及时调整治疗方案。

在糖尿病的防治中，无论是患者的血糖、血压、血脂，还是糖化血红蛋白的数值，都必须严格控制到治疗目标值以内，这一点至关重要。那种治疗时不求达标的做法在某种程度上甚至还不如不治疗。不能尽量达到治疗目标的治疗就不是合适的治疗。

如果治疗不达标，同样会发生并发症。一位才 40 多岁的糖尿病患者，患 2 型糖尿病 10 年，血糖一直都不达标。多年来，也很少到医院就诊，一直没有针对病情进展接受正规治疗，日积月累，目前已经出现了糖尿病足病、眼病、脑病、心脏病、糖尿病肾病等并发症，生活质量非常差，患者懊悔不已。

很多患者错误地认为糖尿病治疗方案可以一成不变，结果导致血糖达标率很低，这种形势目前十分严峻。国内一项流行病调查显示，只有 11.5％的糖尿病患者能够达到血红蛋白小于 6.5％的目标。由于血糖不达标导致的并发症而产生的巨额医疗费用，已经成为家庭和社会的沉重负担。所以，如果发现糖尿病治疗不能达标，患者就要及时到医院就诊，按照医嘱调整治疗方案或加强治疗力度。

误区 149. 糖尿病治疗只要血糖达标就行

在我国大城市的糖尿病患者中，约有一半患者合并高血压，2/3 患者有血脂异常，3/4 患者存在体重超重或肥胖。高血压、血脂异常、肥胖、高血糖就好比是一根藤上结着的四只毒瓜，仅对付其中的一个（血糖），而不“一举歼灭”，根本无法收到良好的疗效，也阻止不了糖尿病慢性并发症的发生。

对糖尿病者的高血压、血脂异常的控制标准较非糖尿病患者更为严格。某些合并高血压患者由于其高血压水平未达医保特殊门诊控制线而放弃降压治疗，这将对重要器官产生严重损害。

糖尿病的科学治疗应该是合理膳食、适度运动、降脂、降压和降糖并重的综合治疗。糖尿病患者若能努力将体重减轻10%～15%，血压降至130/80毫米汞柱以下，血脂、血糖降至正常范围，就能最大程度地避免心脑血管疾病等并发症的发生。因此，治疗糖尿病，必须血糖、血脂、血压、体重等均达标。

误区150. 空腹血糖达标就OK了

有不少人认为，只要空腹血糖达标就行了，其实，糖尿病必须做到“双达标”。

（1）糖尿病的第一个ABC达标要求：A（A1c，糖化血红蛋白）＜6.5%（空腹血糖＜6.0毫摩尔/升，餐后2小时血糖＜8.0毫摩尔/升）；B（Bp，血压）＜130/80毫米汞柱；C（低密度脂蛋白）＜2.6毫摩尔/升。

（2）糖尿病的第二个ABC达标要求：A（Aspirin，阿司匹林），对无禁忌证且认为是心血管病高危人群的糖尿病患者，每天要服用75～100毫克的阿司匹林；B（纠正胰岛素抵抗），胰岛素抵抗是心血管病的危险因素，70%的2型糖尿病患者伴有胰岛素抵抗，必须纠正；C（控制体重），超重和肥胖是心血管疾病的重要诱因，使体重下降5%～7%是超重和肥胖患者控制2型糖尿病的重要手段。

糖尿病患者控制目标表

	单位		良好	一般	不良
血浆葡萄糖	毫摩尔/升	空腹	4.4～6.1	≤7	≥7
		非空腹	4.4～8.0	≤10	≥10
糖化血红蛋白	%		＜6.2	6.2～8.0	＞8
血压	毫米汞柱		＜130/80	130/80～160/95	＞160/95
体重指数	千克/米的平方	男性	＜25	＜27	＞27
		女性	＜24	＜26	＞26
总胆固醇	毫摩尔/升		＜4.5	≥4.5	≥6
高密度脂蛋白	毫摩尔/升		＞1.1	1.1～0.9	＜0.9
低密度脂蛋白	毫摩尔/升		＜2.5	2.5～4.4	＞4.5
甘油三酯	毫摩尔/升		＜1.5	＜2.2	≥2.2

这些指标是发生糖尿病血管并发症的最低值，糖尿病的治疗只有达到这些指标才能算有效治疗。那些认为“血糖控制到差不多就可以”的观点是错误的。

误区 151. 糖尿病患者可以随意进行疗效评判

(1)感觉舒服就等于控制好了血糖。有人觉得舒服就停药，其实唯一可以真实有效地反映血糖控制好坏的指标是血糖及其糖化血红蛋白的检测。专家建议，糖尿病患者应在定期检查“多点血糖”的同时，每3个月左右复查糖化血红蛋白。

(2)空腹血糖正常就高枕无忧。血糖水平的确是诊断糖尿病的“金标准”，但空腹血糖正常不一定就没有发展为糖尿病的可能。许多人在早晨空腹时血糖可基本正常，但如果进食，血糖就会急剧波动升高并持续较长时间，这同样对机体十分有害。检查自己是否患糖尿病，应去医院做糖耐量试验。如结果提示糖耐量减低，就要提高警

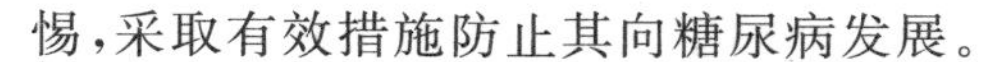

惕,采取有效措施防止其向糖尿病发展。

还有些人空腹血糖虽然已控制正常,但餐后血糖仍很高,血糖控制仍不理想。有研究表明餐后高血糖对心脑血管存在严重损害,可以加速血管的动脉粥样硬化。因此血糖控制的标准是空腹和餐后都必须正常。

(3)血糖得到控制,治疗就可以停止。糖尿病是慢性疾病,治疗周期长。有的患者一次血糖检查正常即擅自减量,甚至停药,这是非常有害的,不仅会导致血糖再次升高,而且血糖的不稳定,也会对身体各个脏器带来更严重的影响。若病情长期稳定,可在专业医生的指导下逐步调整用药剂量和次数。

(4)尿糖正常了血糖就控制理想了。有不少患者尿糖虽正常,但血糖却偏高。这是因为肾糖阈值升高所致,糖尿病患者发生了糖尿病肾病,肾小管滤过率下降而回吸收增强,所以滤过减少而回吸收增高,从而使尿糖阴性呈现出阴性结果,因此检测尿糖比不上血糖准确。尿糖正常不等于血糖控制理想,应以血糖为准。

一般当空腹血糖超过 8.9～10 毫摩尔/升时,就会有尿糖出现,但如果尿糖没有了也并不能表明血糖就是正常的,因为糖尿病肾病引起肾糖阈值增高,也可使血糖偏高,但尿糖却没有,所以尿糖检测不如血糖检测准确,二者不一致时,应以血糖检测为准。

误区 152. 糖尿病患者血糖恢复正常就是痊愈

许多糖尿病患者以为自己的血糖是一下子升高的,这是不正确的。一般情况下,血糖升高是逐渐发生的,只是由于人体具有一定的耐受力,在病症发展的初期阶段往往不被觉察,所以,当病症被觉察时,血糖的变化实际上已经持续了很长一段时间。如果此时要把血糖迅速恢复正常,就像本已绷紧的弹簧突然予以巨大的外力进行压缩而产生强烈的反弹一样,人体内环境对血糖突然下降是无法马上适应的。所以,最好是促使血糖稳步下降。此外,就目前治疗水平来看，糖尿病尚无法根治，某些病情较轻的糖尿病患者，经过一段正规治疗，特别是配合适宜的饮食控制，血糖降至正常，临床症状也暂时消失了，甚至不用药也可将血糖维持在正常范围，患者往往以为自己的糖尿病已被治愈，而轻易中断治疗，这种做法是完全错误的。有类似经历的患者会发现，用不了多久，血糖的水平又会“高高在上”。所以在治疗时一定要遵照医嘱，不要相信那些所谓快速降糖、根治糖尿病的广告。应做好打持久战的思想准备，也只有如此糖尿病患者才能够得到真正的健康。

糖尿病是因胰岛素抵抗或胰岛B细胞功能衰竭而起病，目前尚无治愈方法，必须靠药物来控制血糖。目前降糖药有很多种类，如磺脲类、双胍类、a-葡萄糖苷酶抑制剂、餐时血糖调节剂（速效胰岛素促分泌剂）、胰岛素增敏剂等，降糖疗效均不错。但任何一种降糖药物都有一定的作用时间，比如长效药物可维持24小时，短效药物一般维持6～8小时。用药后，血糖保持平稳，仅代表治疗有效，并不代表可以停药，更不代表疾病已治愈。虽然部分病情较轻、血糖控制较好的患者可在医生指导下尝试停药，但也必须密切监测血糖。一旦发现血糖升高，就需重新用药。

希望大家不要相信糖尿病可以治愈的说法，也不要相信偏方、保健品，更不能擅自停用降糖药，以免加重病情。

误区153. 血糖控制不理想无因可寻

许多糖尿病患者认为，血糖控制不理想无因可寻。其实不然。

（1）不控制饮食。饮食治疗是糖尿病治疗的基础，其目的是减轻胰岛B细胞的负担，以帮助其恢复功能。不控制饮食而想用多服降糖药来抵消，好比“鞭打病马”，是错误并且危险的。

（2）根据自觉症状服药。血糖非常高，才会出现多饮、多尿、多食和体重减轻等典型糖尿病症状。不少患者因无明显不适，随意调节降糖药用量，导致血糖控制不力。

(3)不定期复诊。有的患者不监测血糖、血脂和血压,不注意观察影响自己血糖、尿糖变化的因素,不总结自己的服药规律,而是人云亦云,跟风吃药。这是我国糖尿病患者较一些发达国家的患者病情严重、并发症多的主要原因。

(4)该用胰岛素的时候不接受胰岛素治疗。

(5)对口服降糖药的特点不了解。如一些磺脲类降糖药的药效随时间延长而逐渐增强,因此不能急于换药。并且,每种降糖药都有最大有效剂量,未用到最大有效剂量,不要早下结论。

误区 154. 糖尿病反复无因可寻

糖尿病患者血糖反复的原因有:

(1)气候因素:寒冷刺激可促进肾上腺素分泌增多。肝糖原输出增加,肌肉对葡萄糖摄取减少,而使血糖升高,病情加重;夏季炎热多汗,注意补充水分,否则血液浓缩会使血糖增高。

(2)感冒:感冒后可使血糖升高。

(3)患者因外伤、手术、感染发热,严重精神创伤,呕吐、失眠、生气、劳累、以及急性心肌梗死等应激情况,可使血糖迅速升高,甚至诱发糖尿病酮症酸中毒。

(4)药物剂量不足:有的患者自行将药物减量;有的长期不查血糖,以致血糖升高后原来剂量未及时调整,会因药物剂量不足,造成血糖升高,甚至出现酮症酸中毒。

糖尿病是危害极大的慢性疾病。在糖尿病患者中,治疗易,坚持难的现象十分严重。许多患者由于不能坚持科学治疗,而引起心、脑、肾、下肢等脏器的血管病变,并最终导致高血压、心脏病、糖尿病性肾病及下肢麻木、坏疽等严重后果。

糖尿病的监测误区

误区155. 根据自觉症状服药，不定期复诊

不少糖尿病患者在治疗过程中，总是跟着感觉走，只要没有明显不适，就认为病情得到控制，不去看医生，更不检查血糖，这是很冒险的。还有不少患者不去医院定期检查，习惯根据自身感觉来判断血糖控制的好坏，认为只要按时用药，没有明显的不适就是病情得到了控制；有的患者降糖治疗方案数月、数年甚至十几年不变。甚至有的患者误认为一种治疗方案能够终身不变，这也是非常错误的。大家知道，目前糖尿病诊断以及对病情的判断，主要依据的是血糖水平，症状仅作为参考指标。众多研究已经证明，糖尿病所有并发症发生、发展与血糖水平密切相关。因此每位患者必须坚持定期进行血糖监测，包括空腹血糖、餐后 2 小时血糖。一般建议血糖较稳定者，每 2～4 周查一次空腹和餐后 2 小时血糖，但对于那些血糖波动较大或在治疗调整后的患者，应适当增加血糖检测的次数。当然，如果患者自备有便携式血糖仪，可做到每天血糖的密切监测。此外，糖化血红蛋白可反映过去 2～3 个月的血糖整体水平，一般要求 2～3 个月检查一次，以便更加全面地掌握血糖控制水平。糖尿病是一种慢性进展性疾病，患者应该在医生的指导下，不断监测血糖、血脂和血压，调整治疗方案，力争治疗达标，早期发现并延缓并发症的发生。

定期监测各项指标，除了可以了解病情控制情况以及临床的治疗效果，作为选择药物及调整药量的重要依据；还可以发现降糖药物继发性失效问题；更能及时预防和治疗并发症。在糖尿病治疗中要有一个明确的认识：糖尿病是一种终身的慢性疾病，其病因和发病机制复杂，不同个体的糖尿病发病的不同阶段以及伴有的其他疾病或

并发症的情况也各不相同。因此，要在医生的指导下合理用药，配合病情监测、运动疗法、饮食控制和健康教育等基础措施。

误区 156. 根据一次血糖水平自行调整药物剂量

用血糖仪测得的结果仅仅是某一次的即刻血糖值，不能反映一天或一段时间内的血糖波动情况。因而，根据某一次测得的血糖值就自行增减药物的做法是很危险的。因为糖尿病是终身疾病，治疗是长期的。突然减药会导致血糖波动，严重者还可诱发糖尿病酮症酸中毒。一般地说，只有当多次监测血糖后，医生已经了解患者的病情变化时，才能适当地调整药物剂量，必要时可改变药物的种类。此外，不同患者对药物的代谢情况不同，不可以盲目参照别人的用药方案。调整药物必须在专科医生指导下进行，切不可自行调整，以防发生意外。此外糖尿病的发病机制非常复杂，除了饮食、运动、情绪、气候等，影响血糖水平的因素还有很多。如清晨由于体内其他激素水平的变化，容易导致血糖升高，这在医学上称为“黎明现象”；还有一些患者凌晨发生低血糖，但其后会出现低血糖后反应性的高血糖，表现出清晨时血糖增高，这在医学上称为“苏木杰现象”。

误区 157. 运动前不测血糖

除了饮食控制，糖尿病患者的运动疗法也很重要，也就是“迈开腿”。很多糖尿病患者都知道每天要适当活动，却忽略了对运动前血糖的监测。事实上，血糖低的患者是不宜运动的，否则可能晕倒。此外，运动中一旦出现头晕等低血糖症状，也要立即停下来，必要时还要及时食用一些糖果以使血糖达到正常值。

一些公园里专门用鹅卵石等铺设了石子路，很多人喜欢在上面行走以按摩脚底、促进血液循环，有的人甚至喜欢赤脚走。不过这种保健方式并不适合糖尿病患者，因为糖尿病患者要特别注意脚部保健，而走石子路会增加糖尿病患者脚部破损的几率，增加他们患上糖尿病足的危险。此外，运动时为防止脚部出汗太多，糖尿病患者最好在脚趾间夹上棉花等柔软、透气、有弹性的物品，防止过度摩擦或脚趾叠压。

误区 158. 糖尿病患者忽视监测甚至凭主观感觉代替监测

治疗糖尿病的五驾马车中重要的一项是自我监测，只有时时监测血糖，才能知道病情控制得如何，治疗方法是否恰当。有些患者对正规的药物治疗、合理的饮食与运动还比较重视，但对血糖自我监测的重要性认识不够。表现在：

(1)查血糖次数过少，几个月才检查一次，血糖低时欣喜不已，血糖高时悲观失望。

(2)仅查空腹血糖，忽视餐后血糖的检查。许多患者，包括一些病程较长的患者，意识不到查餐后血糖的重要性，总以空腹血糖的高低来判断血糖控制得好坏。血糖是波动的，莫说几个月，就是一天之中不同的时间血糖也是不同的，只有将血糖长期控制在正常范围内，才能有效预防并发症。千万不能闷着头吃药，自以为“我吃了药血糖就正常”，这是自我安慰或自欺欺人的做法。

(3)只凭主观感觉，不重视客观检查。有些患者认为自己没有什么不舒服，如有些人认为糖尿病应该消瘦，可自己还很胖，就抱着一种“无所谓”及“满不在乎”的态度。因此，长时间或一二年或更长时间不就医、不检查，直到病情加重或出了并发症才看医生，有为时已晚之感，造成身体和精神负担反而加重。所以，希望患者们一定要做到不“讳疾忌医”，不麻痹大意，正所谓“大意失荆州”嘛。

(4)感觉良好时，血糖监测就没有必要了。准确全面的血糖记录是医生观察治疗效果和调整用药的关键依据。但有的患者对于血糖的监测不重视，身体感觉不适了才想起查一次血糖。医生在观察治疗效果和调整用药时缺乏必要的依据，导致治疗效果欠佳。

记录餐后和用药后的血糖变化，是糖尿病患者必作的功课。准确全面的血糖记录是医生观察治疗效果和调整用药的关键依据。

因此，在血糖不稳定的时期，每天应坚持测量4～5次血糖。在血糖相对稳定的时期，也应坚持每周测量2次血糖。

(5)完全凭自我感觉或尿糖检测调整用药。仅凭自我感觉无不舒服，尿糖指标不高，就认为药效很好。其实临床很多患者血糖很高，却没有多饮多食多尿、消瘦、身痒、肢体麻木疼痛、胃胀便秘等症状，往往在体检或因其他疾病检查、或因出现糖尿病昏迷时才发现糖尿病。

化验血糖一方面可以了解病情控制情况以及临床治疗效果，同时也可作为选择药物及调整药量的重要依据。随着病程的延长，许多磺脲类降糖药物(如消渴丸、优降糖、达美康等)的效果逐渐降低，医学上称之为“降糖药物继发性失效”。有些患者不注意定期复查，自己觉得一直没间断治疗，心理上有了安全感，但若出现药物继发性失效，实际上形同未治。有的患者一直吃着药，结果还是出现了并发症，原因就在于此。

误区159. 治疗糖尿病只要按时服药就行了，不用复查

有些患者认为糖尿病太麻烦，不愿意复查，自己觉得一直按时服药，且没间断治疗，心理上就有了安全感。殊不知复查是医生观察治疗效果和调整用药的关键依据，只吃药不复查会延误治疗的最佳时机。因为药物治疗仅仅是糖尿病治疗措施之一。糖尿病的正规治疗应该采取综合治疗措施，包括五个方面：①有规律地进行血糖水平监测；②科学的饮食控制；③适当的运动；④合理的药物治疗；⑤经常参加糖尿病教育。患者血糖增高不一定会立即出现临床症状，自我感觉的好坏也不能全面反映糖尿病的病情，所以对糖尿病病情的了解必须通过定期复查血糖和糖化血红蛋白等指标来完成。此外，糖尿病发病与热量摄入过多及静坐少动的生活方式密切相关，因此糖尿

病患者还需要控制饮食和加强运动，即提倡科学的生活方式。饮食和运动疗法是针对糖尿病发病机制的，应该贯穿在治疗的始终。当饮食控制和运动疗法不能有效控制血糖水平时，应在医生指导下采用药物治疗。糖尿病的治疗在很大程度上必须依靠患者的努力。因此，患者还要经常接受正规的糖尿病教育，学习糖尿病防治的新知识。

误区 160. 不定期到医院进行监测

糖尿病患者要进行自我监测与管理，首先要观察自己的身体健康情况，如糖尿病的“三多一少”(吃得多、喝得多、尿得多、体重减少)情况症状、全身乏力与否，还要定期检查心脏的大小及心肌搏动的节律，下肢情况，有无浮肿，眼底是否有问题，是否有皮肤溃疡等。

一些化验指标可以帮助糖尿病患者更好地监测自己的情况，其中有些患者自己在家就可以做，如测血糖，这是糖尿病患者自我管理的重要手段。通过血糖监测了解血糖浓度，可以帮助患者随时调整饮食、运动及判断疗效。病情比较稳定、血糖控制比较好的糖尿病患者，一个月可以监测 5～7 次，其中包括空腹血糖、三餐后的餐后 2 小时血糖、夜间血糖，每次监测一种血糖就可以了，如第一次监测空腹血糖，隔几天后再监测早餐后血糖，再隔几天监测午餐后血糖……每个月共监测 5～7 次就可以了。

血糖不容易控制的 1 型糖尿病患者，或是胰岛素功能差的 2 型糖尿病患者，则要增加监测次数，有的甚至需要每天监测 4～8 次，如在三餐前、三餐后 2 小时、睡前、夜间一两点钟。病情稳定后可以逐渐减少测定的次数，一般一周测定 4～8 次。

除了自我监测血糖外，了解糖尿病患者的血压情况对于监测糖尿病是否对患者造成了更多损害也非常重要，因为糖尿病患者很容易血压升高，进而对心血管、心脏造成损害。对于糖尿病患者来说，正常血压值为 130/85 毫米汞柱。不过值得注意的是，电子血压计有一定误差，测量效果不如医院常用的水银柱血压计，因此糖尿病患者也要定期到医院测量血压。

误区161. 血糖监测中的误解

（1）轻视检查和化验。许多患者吃药花钱再多也认为值得，而化验检查时却不愿花钱，以为没有必要，即使做了化验也不重视，上医院看病总是不带化验单和病历。化验单是医生的眼睛，也是继续治疗的依据，对医生诊断疾病，治疗疾病，调整用药，有很重要的意义。

（2）全从指尖以外部位测血糖。毛细血管血糖原来是从指尖刺血测得，因指尖较痛，故近年研究出无痛或微痛的指尖以外部位测血糖。目前，主要是从前臂背侧刺血，已有专用的血糖仪。在血糖平稳的情况下，前臂血糖值与指尖血糖值相同。

但值得注意的是，当血糖急剧变动时，如餐后2小时内、注射胰岛素后、运动后，前臂血糖值滞后，可能耽误诊断和治疗。因此，在血糖急剧变动时，仍应测指尖血糖。

总之，血糖测定对糖尿病患者十分重要。国外统计，测血糖的勤与疏与血糖控制的好与坏有直接关系。多次测血糖可以使血糖控制良好，可以减少并发症的发生，最终可以减少医疗费用的支出，所以从长远看，多测血糖也是一种健康投资。

（3）毛细血管血测不准。以往测血糖，是通过抽静脉血来测得，近年来，采用一滴毛细血管血在袖珍血糖仪上测得的方法。前者采血量多，要隔天才能看报告，后者用血少，当即就能出结果。因此，目前在发达国家，袖珍血糖仪已是患者测血糖的常用方法，只有在诊断或核对毛细血管血糖值时才抽静脉血。

在我国，由于各种因素影响，有人认为毛细血管血测的血糖值“不准确”，故较少应用。其实并不是“不准确”，而是两者有差别。

静脉血要分离红细胞后用血浆测血糖，而毛细血管血则是用全血，包括了含葡萄糖较少的红细胞。因此在空腹时，血浆血糖值较全血血糖值要高约11%。但这不是“不准确”，而是应有的差别。只要袖珍血糖仪质量可靠，操作正确，其结果是准确的。如果用作随访病情改变，一直观察血糖仪测出的血糖变化，即可调整用药，不必多去换算。

此外要注意，某些型号的血糖仪已作了校正，虽然测的是全血，但显示的却是血浆血糖值。

(4)验血糖当天早晨应停药，否则验不准。验血糖当天早晨应正常用药。验血糖是为了了解患者在治疗期间血糖控制的真实情况。若在验血糖当天早晨停药，不仅会导致上午血糖升高，还会导致餐后2小时血糖化验结果失真(早晨没用药，测得的餐后血糖结果肯定比平时偏高)，得出的检测结果既不能准确反映病情，无法作为临床调整治疗方案的依据，还会造成血糖波动及病情加重。

打胰岛素的患者千万不要在家中先打上胰岛素，然后再去医院抽空腹血化验，以免发生低血糖。应带着早餐和胰岛素提前去医院，待抽完血以后，马上注射胰岛素，半小时后再进餐。为了反映患者血糖控制的真实情况，同时也为了避免因停药而引起血糖的波动，验血糖当天应当正常用药，但具体问题要具体对待。

(5)血糖高低仅用家用仪器。家用血糖仪是在指尖采血，测的是毛细血管血糖。这种监测是有一定局限性的，当血糖超过13.3或低于1.1时，这种血糖仪就不能显示数字了，而是显示代表过高(“HIGH”)或过低(“LOW”)，这个时候就不能用血糖仪测血糖了。尤其是当患者的血糖值过高甚至(家用)血糖仪不能读数时，情况就比较危险了，因此要尽快到医院取静脉血进行检测，必要时还要查酮体，以及时进行治疗。在血糖仪的使用上，首先要学会如何操作，避免操作不当导致测定结果不准确，浪费试纸。

(6)查空腹血糖的抽血时间早点、晚点都一样。答案是不一样。在门诊经常碰到不少空着肚子、远道而来的患者到医院查空腹血糖，抽血时往往已是10:00～11:00，其实，这时的血糖值已经不能代表空腹血糖了。检查空腹血糖和餐后血糖的时间不是随意而定的，而是有要求的。检查空腹血糖的时间最好在早上6:00～8:00。抽血时，患者要保证前一日晚餐后至次日清晨做监测时，空腹8～12小时，超过12小时的“超空复”状态也会影响监测结果。而监测餐后血糖时，要求按平时饮食习惯吃饭，照常服用餐前降糖药，抽血时间从吃第一口主食算起2个小时。不是2小时内，也不是2小时以后。

对于自己备有血糖仪的患者或者住院患者来讲，早晨空腹抽血的时间可以自己掌握，一般不会因抽血而影响当天的用药和进餐。门诊患者则不然。例如，医院门诊采血时间多在8:30以后，倘若患者到医院去化验空腹血糖，势必造成患者无法按规定时间注射胰岛素或服用降糖药。由于早晨升糖激素（如糖皮质激素等）分泌增加，而头一天晚上的药效持续时间已过，此时患者血糖可能会比平常升高。当然，如果抽血时间太迟（超过10:00），空腹时间过长，血糖也可能比平时偏低。因此，化验空腹血糖，必须在上午常规用餐，用药之前采血。如患者平时在早上7:00注射胰岛素，则必须在早上7:00之前采血。若是门诊患者，采血时间上保证不了，可以早晨在家正常用药和进餐，然后去医院测餐后2小时血糖，这样不会引起血糖的波动，而且能更好地反映进餐量及服药量是否合适。

(7)血糖监测时间间隔过长。自测血糖频率根据治疗方式和病情的不同应有所变化：血糖、尿糖、血压等如果不稳定，则要每天检测一次；如果稳定地保持在正常范围内，则应一周检测一次。

(8)监测餐后血糖可有可无。许多人在体检时很少检查餐后血糖，得了糖尿病后也很少监测餐后血糖，使得糖尿病的诊断不及时，治疗不规范。

为什么要查餐后血糖呢？①有利于监测，能更真实地反映血糖情况。有些患者监测血糖时，往往看到空腹血糖正常，就错误地认为血糖控制得很好。殊不知空腹血糖只代表空腹那一段的数值，而餐后血糖更为重要。若餐后血糖升高，则一天的血糖平均值必然增高，长此以往，糖化血红蛋白较高，血糖处于一个很高的水平，对血管的损害非常严重，日久就会引起各种各样的并发症，如高血压、血脂异常、冠心病、脑血管病等。因此,查餐后血糖有利于真实地反映血糖情况。②有利于治疗,易于监控用药。若餐后血糖较高,就必须使之降到一个理想的水平。因此,查餐后血糖有利于监控用药。

(9)只测尿糖不测血糖。因为尿糖的多少除了受血糖影响外还和肾糖阈值有关。例如,肾小球动脉硬化严重时可使“阈值”升高,因而,虽然血糖较高,但尿糖可以很少或测不出,此时,如果减药甚至停药,将会造成病情不稳定或加重,所以经常定期测血糖,调整药量才是科学的、合理的。

(10)测尿糖代替血糖。有人认为,糖尿病是尿中有糖,所以应测尿糖,这种观点是错误的。因为只要血糖高,即使尿中无糖,也是糖尿病。

此外,尿糖测定不能诊断低血糖。当然,话又说回来,如因经济等原因不能测血糖者,测一测尿糖,比什么都不测还是要好。

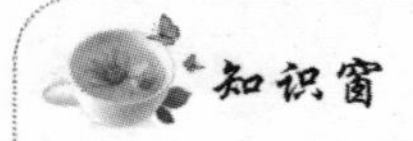

不同年龄段血糖监测目标

年轻的患者,空腹血糖应控制在4.4～5.6mol/L,餐后血糖应控制在4.4～7.8mol/L;对于40岁到60岁的患者,空腹血糖应控制在4.4～6.0mol/L,餐后血糖应控制在4.4～8.0mol/L;对于大于60岁,又合并有心血管方面的疾病的病友,要求空腹血糖<7.0mol/L,餐后血糖<10.0mol/L,讲求平稳降血糖。

误区162. 自我监测血糖随心所欲

如今,不少患者自我监测血糖没有规律,想起来就查一查,还有一部分患者往往对空腹血糖比较重视,而对餐后血糖高却存在认识误区。许多人在诊断糖尿病时或平时的血糖监测中只抽空腹血化验，而忽视对餐后血糖的监测。这种误区既不利于糖尿病的早期诊断，也不能全面反映糖尿病控制的真实情况。其实，临床上存在单纯饭后高血糖患者，或空腹血糖增高不多餐后血糖却很高的患者。最新科研成果表明，餐后高血糖是心血管并发症的独立危险因素，与心血管疾病病死率、心肌梗死和致死性心血管事件的发生密切相关。餐后高血糖比单纯空腹高血糖或持续高血糖的危害更大。及时准确掌握餐后血糖，对治疗和预防糖尿病有重大意义。

（1）有利于及早诊断。空腹血糖达标并不意味血糖真的正常，还要看餐后血糖是否达标。餐后血糖是早期诊断糖尿病的一个重要指标。这是因为在糖尿病的早期阶段，空腹血糖往往不高，而只表现为餐后血糖高，这时如只测空腹血糖，很容易漏诊。对一些早期疑似糖尿病患者应该检查餐后血糖，必要时可同时与空腹血糖一起测定，以提高检出率。及早发现餐后血糖异常，可使糖尿病的诊断提前，这样可为早期治疗争取时间，对防止并发症的发生也具有重要意义。

（2）降低发生并发症风险。对于糖尿病患者来说，餐后血糖的控制与餐前同样重要，而且从一定意义上讲，餐后血糖管理更为重要。这是由于在空腹血糖升高以前，已有相当长的一段时间餐后血糖升高。在健康状况下，进餐开始后，胰岛素的分泌会随着血糖水平逐渐增多，20～30 分钟后达到高峰。在这短短的 30 分钟内，正常人的血糖浓度虽然随进餐有所波动，但是由于胰岛素的精确调节，能使这种波动保持在正常的范围内。而如果缺少胰岛素的糖尿病患者，血液中的葡萄糖无法进入组织细胞中，无法被分解利用，血糖便会因此而升高，超出标准。这种餐后高血糖状态会对患者的各个组织器官造成不可逆转的伤害。日积月累，高血糖的慢性“侵蚀”导致的慢性并发症就会表现出来。餐后血糖与糖尿病大血管合并症有着最为密切的关系，它的变化不但直接影响整体的血糖控制，而且比空腹血糖更能预测出心脑血管合并症的发生风险。

由上可知仅测空腹血糖是远远不够的。血糖监测一般有 3 个时段：一是餐前血糖；二是餐后 2 小时血糖；三是睡前血糖。上述 3 个时段的血糖不必每天都监测，患者可在医生指导下，根据自己的血糖情况，确定监测时段。可先测空腹与早餐后 2 小时血糖，1～2 天测 1 次。待空腹血糖＜7.0 毫摩尔/升、餐后血糖＜10.0 毫摩尔/升时，可改为每周监测一次早餐和早餐后 2 小时血糖，每月监测一次全时段血糖。

实际上，影响血糖的因素有很多。医生要求患者自我监测血糖有两个目的：一是要掌握患者的血糖控制水平，以利治疗药物的调整；二是要了解影响因素对患者血糖的作用，从而指导患者纠正这些因素的影响。一般地讲，患者应监测全天（三餐前后及睡前，共七次）的血糖，以了解全天的血糖波动情况。血糖控制稳定的患者，可以半个月到一个月监测一次全天血糖。血糖波动较大或正在调整药物的患者，应连续几天监测全天血糖。患者在增加新的食物时，也可以检测一下进食此食物前后的血糖水平。有感冒、发热、手术等意外情况时，应根据需要监测随机血糖，以便调整治疗方案。此外，运动可使葡萄糖消耗增加，降低血糖，因此运动前后应测血糖，若在运动期间感觉不适也应测血糖（判断是否发生低血糖），在运动多的那天睡觉前最好测血糖（看看是否出现延迟的血糖改变）。

误区 163. 老年糖尿病患者认为查查尿糖就可以了

老年人应该对尿糖、血糖同步监测，才能正确反映体内血糖水平。由于老年人肾脏老化，功能减退，肾小球滤过的糖量减少，所以即使是尿糖阴性，血糖也可能达 10～16 毫摩尔/分左右。另外，当低血糖出现时，尿糖也测不出来。所以老年人要定期去医院监测血糖。

误区 164. 知血糖，不知“金标准”

良好的血糖控制是糖尿病治疗的关键。目前的患者中 2/3 以上血糖控制不达标。常用的糖尿病监测指标有空腹血糖、餐后血糖。

但是这些反映的只是患者某一具体时间点——即采血瞬间的血糖水平，而不能反映血糖的长期控制水平。那么真正评判血糖的标准是什么呢？

糖化血红蛋白检测是目前非常科学的血糖检测方法。糖化血红蛋白检测可以反映取血前1～3个月内的平均血糖水平，不受偶尔一次血糖升高或降低的影响，因此对糖化血红蛋白进行测定，可以比较全面地了解过去一段时间的血糖控制水平。根据化验结果，医生能判断患者的保健方案是否有效，吃得是否合适，运动是否得当，血糖是否控制得好，是否需要给患者调整治疗方案。所以糖化血红蛋白才是评判血糖的“金标准”。

误区165. 只注重血糖指标，不监测血压等其他指标

不少糖尿病患者在治疗过程中，只测血糖，甚至有些患者总是跟着感觉走，只要没有明显不适，就认为病情得到控制，不去看医生，更不检查血糖，这是很冒险的。国内外很多研究表明，糖尿病患者有相当大的比例死于脑梗死和心肌梗死。而且，心肌梗死在35～40岁的人群中最常见。所以，一个糖尿病患者应该通过控制血压、降低低密度脂蛋白来控制并发症，这样能大大超过单纯控制血糖的效果。一般来说，收缩压和舒张压控制在130毫米汞柱和80毫米汞柱以下最好，有肾病并发症的糖尿病患者则要把血压控制在125毫米汞柱和75毫米汞柱以下。总之，糖尿病所有并发症发生、发展与血糖水平密切相关。因此，每位患者必须坚持定期进行血糖检测，包括空腹血糖、餐后2小时血糖。一般建议血糖较稳定者，每2～4周查一次空腹和餐后2小时血糖，但对于那些血糖波动较大或在治疗调整后，应适当增加血糖检测的次数。

其实，糖尿病患者要监测很多项目，而且都十分必要。主要有：代谢控制指标监测，包括尿糖、血糖、糖化血红蛋白、血脂；慢性并发症监测，包括尿蛋白与肾功能、眼底检查、神经肌电图等。此外，还应

该注意血压、体重、腰围以及臀围方面的监测。

当血糖、血脂、血压、糖化血红蛋白、体重等指标得到有效控制后(或即使未很好达标),多数糖尿病患者因自我感觉很好,即不再经常复查,甚至过了半年也不复查有关指标。其实,血糖、血脂等指标超标后不会即刻感到明显不舒服,等到自己感到不舒服时已经晚了。还有些糖尿病患者需要监测的化验指标也只有医院才能做,如尿糖、尿酮、尿微量蛋白,虽然都有相应的试纸,在家就可以做,但效果很难做到准确。如尿微量蛋白可以监测糖尿病患者的肾脏是否存在早期的轻微损害,一般1～3个月要监测一次,已经有肾功能损害的患者监测频率要更高,这一指标精确的测定只有在医院化验室才能进行。尿酮是脂肪代谢的中间产物,这一数值高了,糖尿病患者就很可能出现酸中毒导致昏迷。此外,每个糖尿病及高血压患者均应去眼科散瞳检查眼底,以早期发现病变及早治疗,避免造成不可挽回的损失——失明。因此,在持续高血糖超过13.3毫摩尔/升时,就要到医院做尿酮体检测了。因为这些指标相互影响和制约,反映出你的整体状况,才能够胜任作为你自我保健的"晴雨表"。像血糖、尿糖每天都得查;体重、血压、腰围、臀围每个月都得查;血脂、眼底检查、神经系统检查、肾功能检查、心电图检查每个季度都得进行。糖化血红蛋白每2～3个月检查一次,应控制在糖化血红蛋白<7%的范围内。胸部X线检查、口服葡萄糖耐量和胰岛素释放试验则在必要时进行检查。当病情不稳定时,还要酌情加测其他检查,了解胰岛素抗体和胰岛功能。最大限度地减少糖尿病给身体带来的危害。

糖尿病患者在进行监测时,不妨将自己的监测结果记成日记,这可以为自己的阶段性治疗提供依据。因此,糖尿病患者应经常定期复查,才能防微杜渐,及时发现问题并给予纠正,治疗效果才能更好。

误区166. 糖尿病患者的惟一任务就是控制血糖

这种看法不够全面。诚然,大量资料表明,严格控制血糖能够有效减少视网膜、肾脏以及神经病变的发生，但是，临床研究还证实，目前严重威胁糖尿病患者健康的还有心肌梗死、脑血管意外等心血管疾病。有些2型糖尿病患者的血管病变往往发生于糖尿病发病之前。据统计，新诊断的2型糖尿病患者中，约有一半患者已有血管损伤；糖尿病患者的冠状血管及周围血管的病变较非糖尿病患者增加2～10倍；有75%糖尿病患者死于心肌梗死、脑中风等疾病。现已证实，糖尿病患者若能有效控制高血压、血脂异常，则能明显降低心血管疾病的发生率。对大多数糖尿病患者来说，高血糖只是诸多致病因素中的一种而已。可见，如果两眼仅仅盯在血糖的控制上，而忽略其他危险因素的防治，发生冠心病等心血管疾病是难以避免的。糖尿病患者患冠心病的几率要比非糖尿病患者高3～4倍，必须提高警惕！因此，糖尿病患者不能单纯注意控制血糖，还必须同时积极地治疗高血压和血脂异常。

很多已确诊糖尿病的患者，从来没有做过慢性并发症筛查，有的甚至不知道糖尿病会导致眼睛、肾脏、神经、大血管等的并发症。甚至部分糖调节异常的“准糖尿病”患者也已受到眼底病变、肾功能异常、神经病变、心脑血管疾病等常见糖尿病慢性并发症的折磨。所以，一旦被确诊为高血糖人群（包括糖尿病患者和糖调节异常者），应至少每年做一次糖尿病慢性并发症筛查。

糖尿病之所以成为全世界的重大疾病，主要原因在于糖尿病本质上是一组代谢紊乱综合征，除了高血糖以外，多数患者还同时合并高血压、脂代谢异常、体重超标、高尿酸血症等多项代谢紊乱，仅仅控制血糖，并不能很好地防止糖尿病慢性并发症（尤其是心脑血管病等大血管并发症）的发生。因此，糖尿病的治疗要求综合控制，全面达标，即在血糖治疗达标的同时，还应将血压、血脂、体重控制在相应范围内，延缓糖尿病各种并发症的发生。切不可只注意控制血糖这个单一指标，而忽略其他指标异常的问题。国外研究结果显示，失明患者中约有40%～50%是由糖尿病视网膜病变、慢性肾功能衰竭中的30%是糖尿病肾病、心脑血管病的50%和截肢的60%是糖尿病。在糖尿病患者中，仅10%有血糖升高的单独症状。90%都会合并其他疾病。例如有些患者因血脂异常引起一系列慢性病变，这类糖尿病被称为糖脂病。同时糖尿病患者还易并发高血压和动脉硬化，其比率要高于正常人4～5倍，而且动脉硬化的进展很快，可使血压上升，甚至发生心肌梗死或脑中风等。所以，为预防并发症的发生和发展，糖尿病治疗决不能单纯降血糖。糖尿病的治疗费用，80%也来自于慢性并发症治疗。

糖尿病是冠心病、脑血管病的危症，70%以上的糖尿病患者死于心血管疾病。糖尿病患者只控制血糖，可有效地减少或延缓眼睛和肾脏等微血管并发症，但不能有效地减少威胁生命的心脏病和脑中风等大血管并发症。糖尿病患者除了要严格平稳地控制血糖以外，还要定期常规检查眼底、眼的晶体、血脂、肝肾功能和心脑血管系统等，以便早期发现糖尿病的并发症，采取相应对策。糖尿病患者即使没有合并心血管疾病，也应该按心血管疾病的预防要求，严格控制高血压、血脂异常、吸烟、酗酒和肥胖等各种心血管危险因素。应该强调的是，在糖尿病防治过程中，应把预防心血管疾病作为一个重要目标。

国外已对1型糖尿病和2型糖尿病做过重大研究，发现对1型糖尿病患者来说，控制好血糖可使视网膜病变减少76%，蛋白尿早期肾病减少39%，临床肾病减少54%，神经病变减少60%。对2型糖尿病患者，控制好血糖能减少心肌梗塞和心力衰竭16%，视网膜病变减少21%，糖尿病肾病减少33%。

其实，糖尿病的治疗讲究对血糖、血脂、血压、体重等指标的综合控制，绝不是单一降糖。糖尿病的危害，主要存在六大杀手：①臃肿的杀手——肥胖；②甜蜜的杀手——高血糖；③无声的杀手——高血压；④油腻的杀手———血脂异常；⑤黏稠的杀手——高黏血症；⑥共同的杀手——胰岛素抵抗。

所以治疗糖尿病，控制好血糖固然很重要，但体重、血脂、血压、血黏等的调控在相应范围内，延缓糖尿病各种并发症的发生，提高生活质量。

误区 167. 糖尿病患者重在控制血糖，低点不要紧

糖尿病患者血糖不能降得过低，因为低血糖比高血糖更危险。成人血糖若低于 2.8 毫摩尔/升，就称为低血糖。对糖尿病患者而言，高血糖的危害是长期、逐渐发生的，暂时不影响生命，而低血糖的危害是快速的，有时甚至是致命的。特别是老年糖尿病患者，仅一次严重低血糖发作就有可能会诱发脑梗死、猝死。因此，血糖不能无限制地降低，在治疗过程中，还应注意监测。

老年人因身体虚弱等原因，降糖不能过快过猛，一般建议将空腹血糖降至 6～7 毫摩尔/升(120～140 毫克/分升)，餐后 2 小时血糖降至 8.9～10 毫摩尔/升(160～180 毫克/分升)即可。年轻患者或有并发症者，血糖控制可严格一些，建议将空腹血糖降至 6.1 毫摩尔/升(110 毫克/分升)，餐后 2 小时血糖降至 6.7 毫摩尔/升(120 毫克/分升)。

由上可知：对糖尿病控制的标准要因人而异，不是所有的患者、尤其是久病或老年患者，都要达到理想控制标准，过分严格控制，很有可能出现低血糖反应。老年糖尿病患者的控制标准应根据实际情况放低，如果合并有严重的并发症、频发低血糖或病情不稳定、长期卧床者更应修改标准，放宽尺度。

误区 168. 用药不规范导致医源性低血糖

“一生良好的血糖控制会被一次医源性低血糖抵消。”这是一句具有警示意义的话。医源性低血糖是指治疗糖尿病过程中，由于不当使用口服降糖药或胰岛素导致的低血糖反应，是糖尿病的急性并发症之一。任何糖尿病患者，不管应用口服降糖药还是胰岛素，均可能发生低血糖，许多糖尿病患者往往关注高血糖，却没有意识到低血

糖的危害性。然而,低血糖的危害性远远超过高血糖。持续的低血糖除可危及生命外,还可导致脑功能障碍;一过性低血糖反应引起的血糖波动,还会增加治疗难度。经常发生低血糖的患者,智商损伤明显。因此,糖尿病患者在应用降糖药物或胰岛素治疗控制病情的同时,一定要及时监测血糖,防止低血糖的发生。此外,在降血糖的同时,还要有效控制血压、血脂和体重。

糖尿病的预防误区

误区 169. 不重视糖尿病的健康教育

许多人对糖尿病的危害一无所知、觉得“能吃能睡，不痛不痒”，“没什么了不起”，结果贻误了病情。许多人不知道糖尿病应怎样检查，怎样处理，或者有病乱投医，随便听信一些巫医、假药的欺骗宣传，使病情一直得不到正确的治疗而任其发展。所以，大力宣传糖尿病防治知识，使之做到家喻户晓，人人皆知，懂得糖尿病应该如何预防、如何检查、如何治疗是极为重要的。

许多糖尿病患者，以为把糖尿病交给医生就万事大吉了，这是完全错误的。因为糖尿病是一种终生伴随的疾病，一旦得病，需长时间治疗，而且这种疾病同饮食、运动、情绪、用药是否规律、生活习惯等密切相关。这是医生代替不了的，根本在于你自己。

治疗糖尿病的五驾马车分别是饮食、运动、药物、监测、教育及心理调节。五驾马车中，饮食是辕马。车老板是医患结合体，他的左手拉着缰绳，右手挥着鞭子。谁是左手呢？毫无疑问，应当是患者自己！因为你自己掌握着糖尿病的命运，饮食、运动、药物、心理调整、糖尿病监控等，无论哪一条，都要你自己来做；谁是右手呢？医生！医生起着指导教育和监督作用。只有摆正了这些关系才能驾好糖尿病这套车。

进行糖尿病教育是由糖尿病自身特点所决定的：第一，糖尿病是慢性终身性疾病，需要坚持长期治疗；第二，目前针对糖尿病复杂的病因和发病机制的了解，所采取的治疗措施是综合性的，不可能期望某种单一治疗方法如某个特效药就能达到良好控制的目的；第三，在综合治疗中如控制饮食、坚持运动等都需要患者主动地参与和配合。

要想患者能主动进行自我治疗，则必须对患者进行糖尿病健康教育，让患者充分认识和了解糖尿病及各种治疗的意义，熟悉和掌握有关的治疗技术。这就要求：①要让患者了解糖尿病的特点，特别是要让患者充分理解糖尿病目前虽然还不能“根治”，但糖尿病并非不治之症，而是可治和完全可以控制的，使患者既能面对患病现实又树立治疗信心；②要让患者了解影响其健康和寿命的是糖尿病引起的各种并发症，而控制好糖尿病就能防止并发症的发生和发展。

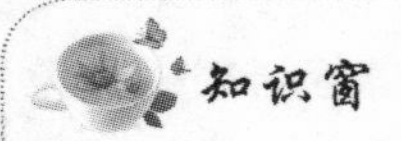

糖尿病预防口诀

糖尿病贻害身心，过食少动乃祸根，健康理念当确立，早防早治免伤神。饮食卫生宜清淡，绿叶蔬菜常食用，荤素粗细巧调配，少食多餐应坚持。戒烟限酒善运动，心跳略快微出汗，劳逸相间有规律，相安勿躁好心情。遵章用药常观测，主动调控求“达标”，膳药运动相结合，健康长寿享安宁。

误区 170. 血糖控制好，马上药停掉

糖尿病是一种慢性代谢性疾病，目前国内外医学界对此病还没有根治的方法，但可控制，短期内血糖正常平稳，并不是痊愈，一些糖尿病患者经过一段正规治疗，特别是适宜的饮食控制和药物治疗后，血糖降至正常，甚至在一段时间内不用药也可将血糖维持在正常范围，就以为自己的糖尿病已经治愈。于是任意停药，血糖很快反弹，更加难以控制，其实这是一种误解。糖尿病目前尚无根治方法，降糖药虽可使血糖控制在正常范围内，但不能擅自停药。一旦停药，血糖又会升高。也就是说一旦得了糖尿病，就不可能真正治愈，哪怕临床症状可以暂时消除。所以，糖尿病患者千万不要放松警惕，轻易终止

治疗而导致糖尿病症状卷土重来，贻误病情。良好的血糖控制和维持，需要长期坚持综合治疗，包括饮食、运动和药物。即便血糖正常，也应该在医生的指导下选择适合的药物维持治疗，配合心理、运动、饮食并做好各项指标的自我监测，以保证血糖平稳、防止并发症的发生。因而，打持久战是糖尿病患者必须作好的思想准备。

到目前为止，包括各类中西药、保健品、食品以及其他糖尿病防治手段，都无法根治糖尿病，只能控制血糖，延缓糖尿病并发症的发生。糖尿病是慢性疾病，治疗周期长。有的患者一次血糖检查正常，即擅自减量，甚至停药，这是非常有害的，不仅仅导致血糖再次升高，同时血糖的不稳定，会对身体各个脏器带来更严重的影响。但是病情长期稳定，可以在医生的指导下逐步减少服药或调整剂量。早期、轻型的糖尿病患者，在专科医生诊断指导下，可通过改变生活习惯、控制饮食、加强运动可以达到控制血糖的目的。多数中、晚期的患者必须长期服药或打针治疗。在药物的作用下控制血糖。如果已经用药的糖尿病患者任意停用药物治疗，血糖将会很快回升。

误区 171. 只重治疗，不重预防

很多糖尿病患者认为糖尿病和遗传关系很大，不需要预防，或者根本不可预防。糖尿病并发症不需要在患糖尿病时就开始预防，而在并发症出现后再治疗即可。

糖尿病预防教育情况不容乐观。患者出现糖尿病后不是去了解糖尿病的原因，掌握糖尿病的防治知识，而是简单地认为少吃饭不吃糖就是饮食控制，更不去参加糖尿病健康教育；直至达到糖尿病的诊断标准甚至出现并发症才肯治疗，而治疗时单纯依靠医生开药而不懂得怎样去主动防治，没有真正掌握正确的药物使用方法，往往效果不佳。

其实，糖尿病患者任何食物都可以吃的，只是健康食物可以适当多吃点，不健康食物就少吃点，要注意“收支”即“吃动”平衡。

误区 172. 不了解糖尿病的三级预防

一级预防内容：由于糖尿病是遗传性疾病，但遗传不是糖尿病本身，而是机体对糖尿病的易感性。因此，一级预防首要的是对糖尿病进行预测；而预测的目的在于对高危人群给予针对性处理。

糖尿病是遗传和环境因素双重影响产生的。肥胖、体力活动减少以及高蛋白、低糖类饮食已被广泛认为是2型糖尿病的诱发因素。

二级预防内容：对于高危人群，或具有可疑糖尿病症状的个体，要定期进行常规的糖尿病检查，以便早期发现。2型高危个体包括：有糖尿病家族史者、肥胖者、以前有过妊娠糖尿病者、糖耐量减低者，也包括任何年龄特别是40岁以上，有上述任何一种危险因素，有显著血脂异常或高血压的个体。此外，所有妊娠24～28周的妇女均应进行糖尿病普查。如果你是糖尿病高危人士，就应该定期到医院去监测血糖或尿糖；不论是谁，都应该了解糖尿病的症状和体症，增强对糖尿病的认识和警惕性。

三级预防内容：所谓三级预防就是阻止或延缓糖尿病并发症的发生，也就是说若不幸患了糖尿病，最好不要发生糖尿病并发症。预防重点是：糖尿病酮症酸中毒、糖尿病足与截肢、糖尿病眼底病变与失明、心脑血管疾病与心肌梗死和中风、糖尿病肾脏病变、妊娠并发症。

要延缓或阻止并发症的发生，您必须学会对血糖进行自我监测，必须同糖尿病专科医师保持必要的联系，并需要长时间的努力，持之以恒，坚持不懈。

误区 173. 血糖波动大对血管危害并不大

治疗糖尿病的主要目的是减少糖尿病血管并发症，尤其是减少大血管病变的风险。因此，仅仅降糖是不够的，在降糖的同时还应给予患者调脂、降压、抗凝、减肥等综合治疗。

近年来人们已经认识到，血糖水平波动越大，对机体血管的损害就越大。餐后血糖控制较好的，一般血糖波动不大，而空腹血糖控制较好者不排除血糖水平有较大波动的存在。糖化血红蛋白反映患者检测前三个月的血糖水平，为目前国际公认的血糖控制是否达标的“金标准”，但糖化血红蛋白仅代表血糖的平均值，并不能反映血糖的波动。血糖波动很大的患者，其血糖平均值可以与血糖波动很小的患者的相同或相似，但前者患血管并发症的风险却远远大于后者。有人说，“糖化血红蛋白只反映高血糖对血管危害的量，却不能反映质”，这是有一定道理的。

餐后血糖的高低对糖化血红蛋白的影响远大于空腹血糖，而糖化血红蛋白与糖尿病相关死亡率呈正相关（糖化血红蛋白每降低1%，可使心肌梗死发生的危险性降低14%，发生心衰的几率降低16%，发生脑中风的几率降低12%，发生微血管病变的几率降低37%，外周血管病相关的截肢或死亡危险性降低43%）。因此，患者必须监测餐后血糖，而且每3个月检测一次糖化血红蛋白。

造成血糖波动的原因主要有两个，最主要的原因是餐后血糖的升高（医学上称之为“餐后血糖漂移”），餐后高血糖对血管的损害明显大于稳定、持续的高血糖；另一个原因是胰岛素和口服降糖药使用不当引发的低血糖。为了减少血管并发症，一般强调血糖达标，但血糖越接近理想的目标值，低血糖的阴影也越逼近患者。

为了减少糖尿病并发症，患者更应该关注血糖的波动，尽可能减少餐后血糖的漂移和低血糖的发生，为此，近年来医疗界提出了“精细调控血糖”的说法。

精细调控血糖，减少血糖波动的措施有：①密切监测血糖，尤其是餐后血糖（除了餐后2小时血糖，还应酌情监测餐后半小时、1小时血糖），患者应自己配备血糖仪，进行自我血糖监测；②在经济条件允许的情况下，尽可能选用新型降糖药物，达到既能很好地控制餐后血糖又能减少低血糖风险的目的，如选用胰岛素类似物、新一代磺脲类药物、磺脲类药物的控释或缓释剂型、非磺脲类胰岛素促泌剂等；③根据患者具体情况进行个体化治疗；④每种药物不要使用到最大量，提倡早期联合用药。

误区 174. 预防糖尿病并发症无需从患病时开始

许多初发糖尿病患者往往错误地认为自己病程短、病情轻，只要控制住血糖就行了，结果错过了预防并发症的最佳时机。我们主张：糖尿病患者从发现糖尿病的那一天起就要开始并发症的预防治疗，主要是长期服用活血化瘀中药。有关动物实验结果表明，这样可以使糖尿病的微血管并发症的发生延后一倍时间，而出现的程度减轻一半。而当并发症出现后再给予中药，其效果就远不如预防给药。当然，加强体育锻炼，改变生活方式，戒烟限酒，减少饮食，降低体重，控制血压，调整血脂，降低血液黏稠度等综合控制同样不容忽视。

误区 175. 先有高血糖，后有并发症

这是一个错误认识，在很多糖尿病患者，甚至一些医务人员思想中都普遍存在。这个错误认识导致那些害怕并发症，想认真控制并发症的患者，针对血糖升高“大动干戈”。其实，2 型糖尿病患者 80％在前期，会出现血液中胰岛素代偿性增高，即高胰岛素血症。这时的血糖还在正常范围，可血液成分在大量高浓度的胰岛素作用下。开始出现脂质紊乱，动脉硬化的心脑血管、高血压等合并症的产生，由此我们不难理解，高血糖和并发症是互为因果、不分先后的。部分情况还有先出现合并症的可能。

误区 176. 严格血糖控制，就可杜绝并发症

单纯严格控制血糖，只能延缓并发症的发生，不能完全杜绝并发

症，也不能影响糖尿病的进展。糖尿病的治疗除了严格控制血糖外，还要控制发生加重并发症的血液危险因素。这是糖尿病综合治疗的一项重要原则。通过国际糖尿病联盟和我国突出的糖尿病的控制标准，可以充分佐证这一点。在这个理想的控制标准中，除了血糖标准外，还重点提到了血液中的血红蛋白、总胆固醇、高密度脂蛋白、低密度脂蛋白、甘油三脂和血压等指标。

误区177. 预防并发症不是治疗糖尿病的关键

50％的糖尿病患者在诊断时已经存在不同程度的血管病变，有的患者在发生心肌梗死或脑血管病、下肢疼痛或溃疡时才发现同时患有糖尿病。引起糖尿病大血管病变是多种因素共同作用的结果，除了高血糖之外，肥胖、胰岛素抵抗、高血压、脂肪代谢紊乱、凝血机制异常等都可以加速大血管病变的进程。因此，对于糖尿病各种大血管病变应该立足于早防、早治，对已经发生大血管病变的患者应该进一步加强多种心血管危险因素控制，防止和延缓心血管事件的再发生。

糖尿病微血管病变包括糖尿病肾病、糖尿病性视网膜病变和糖尿病周围神经病变，是引起糖尿病患者肾功能衰竭、失明的主要原因。1型糖尿病病程超过10年的患者中，大约有1/3的患者发生糖尿病肾病，在2型糖尿病患者中，发生糖尿病肾病的比例约为20％～60％。早期糖尿病肾病以出现微量白蛋白尿为特征，随病情进展，表现为大量蛋白尿，最终导致肾功能衰竭。随着对糖尿病微血管病变认识的深入，目前认为，微量白蛋白尿的出现除了是早期糖尿病肾病的标志以外，同时也标志着部分患者已经存在全身普遍的血管内皮细胞受损，预示这些患者容易发生心绞痛、心肌梗死和脑血管病。糖尿病性视网膜病变约占糖尿病患者的50％～62％，是引起成人失明的主要原因，也是糖尿病十分严重的并发症之一。视网膜病变的发生、发展、严重程度与糖尿病患病时间的长短、视网膜病变的类型、血糖和血压控制水平、是否伴有大血管病变和其他微血管病变等因素密切相关。

误区178. 不坚持用药也能预防并发症

在并发症的预防上，降糖药、降压药以及一些调脂药都要坚持服用。但目前很多患者存在这样一个误区，他们往往认为一个时期内血糖或血压降下去了，就可以暂停服用这些药物，这是错误的。有些代谢异常是与生俱来的，即便一时用药物控制住了，也不能维持长期效应。如阿司匹林就不能间断。因为它是在血栓形成的一瞬间发挥作用，如果在发病前一周中停用了阿司匹林，患者体内没有抗血小板聚集的药物成分，就会引发血栓，导致更加严重的心血管病变。

误区179. 糖尿病患者除了降糖之外，无需减肥

众所周知，肥胖病的危害很大。肥胖病是糖尿病的基础，因为两者关系密切，是一对“难兄难弟”，有人提议，干脆改糖尿病为糖胖病(diabesity)得了。减肥的策略主要包括少吃、多动，必要时用药物治疗。最好能使体重指数保持在23～26左右。

身材肥胖的糖尿病患者必须先解决体重超标的问题，如果体重不能得到有效控制，即使在药物辅助下血糖一时得到控制，其效果也不可能长期而稳定。

在细节中才能见成效，专家建议广大糖尿病患者应主动学习些糖尿病知识，这样才有可能战胜糖尿病，迎接美好的明天。

误区180. 糖尿病患者除了降糖之外，无需调血脂

血脂异常(也称高血脂)是心脑血管病的“导火线”，其与糖尿病的发生和发展关系密切，如果把糖尿病比做是“狼”，那么血脂异常就

是“狈”，它们“狼狈为奸”，互为帮凶，为此有人提议把糖尿病叫做糖脂病(diabelipidtes)。

糖尿病患者血脂容易不正常，主要表现在胆固醇和甘油三酯水平升高，低密度脂蛋白该低不低，高密度脂蛋白该高不高，结果造成高血压、动脉粥样硬化及心、脑血管病增多，严重者造成患者死亡。此外，血脂异常症患者肥胖、高血压、痛风、肝胆及胰腺疾病的发生率也增高，必须加以防治。血脂异常症的主要预防方法首先应该是改变不健康、不科学的生活方式，减少食物中总热量特别是高糖、高甘油三酯和高胆固醇食物的摄取，戒烟并少饮酒，增强体力活动，避免或者逆转肥胖。经常参加锻炼对减肥和调脂也十分重要。另外，定期查体以及早发现并有效治疗血脂异常症也是重要的一环。当饮食疗法和运动疗法还不能使血脂基本正常时，则应采用药物治疗。目前常用的调脂药主要有他汀类(如辛伐他汀、普伐他汀、阿托伐他汀、瑞舒伐他汀等)和贝特类(如非诺贝特、言非贝特等)两类，调脂药多需长期甚至终身服用。

血脂控制标准

	满意	可以
甘油三酯	＜1.69 毫摩尔/升	＜2.25 毫摩尔/升
	(150 毫克/分升)	(200 毫克/分升)
胆固醇	＜5.13 毫摩尔/升	＜5.64 毫摩尔/升
	(200 毫克/分升)	(218 毫克/分升)
低密度脂蛋白	＜3.08 毫摩尔/升	＜3.59 毫摩尔/升
	(120 毫克/分升)	(140 毫克/分升)
高密度脂蛋白	＞1.03 毫摩尔/升	＞0.90 毫摩尔/升
	(40 毫克/分升)	(35 毫克/分升)

误区 181. 糖尿病患者除了降糖之外，无需稳血压

糖尿病与高血压是危险的“孪生姊妹”。高血压与糖尿病互相影响，互为因果。有人把高血压比作“无形杀手”，特别是糖尿病患者，往往有血糖高、血脂不正常、血黏也高，再加上高血压，血管进一步收缩变窄，很容易发生阻塞或出血。阻塞的结果就是脑血栓、脑梗塞、心绞痛、心肌梗死、下肢溃烂……国外研究发现，对于 2 型糖尿病来说，高血压的危害甚至比高血糖更加严重。所以糖尿病患者必须十分注意、经常监测血压的变化。即使血压不高，每 3 个月也必须监测血压 1 次。糖尿病患者在使用降压药之前，必须注意生活习惯的改善，包括多进高纤维低脂少钠饮食、减肥、忌烟酒等，如果采取这些措施后血压仍高于 140/90 毫米汞柱时，应立即服用降压药。严格控制血压对降低糖尿病性心脑血管病变的意义甚至比控制血糖更重要。糖尿病患者的血压至少要做到＜140/90 毫米汞柱，最好能达到＜125/80 毫米汞柱。

误区 182. 糖尿病患者除了降糖之外，无需防血黏

影响血液黏稠度的因素很多，包括血细胞因素（如红细胞数量、大小和形态，血小板功能），血浆因素（如血浆蛋白质、血糖、血脂、纤溶活性）以及血管因素（如血管长度、口径和血管内壁黏稠度）。这三方面出现障碍，血液黏稠度长期处于增高状态时，可发生高黏血症，简称高血黏。高血黏对糖尿病患者的危害很大，可引起血液瘀滞、供血不足、血管损伤、局部缺氧缺糖和酸中毒，最终加速糖尿病大血管、微血管及神经并发症的发生和发展，所以也不得不防、不得不治。

高血黏的防治包括：①饮食疗法，清淡、低脂、低糖饮食，多吃鱼肉、瓜菜、黑木耳、蒜、茶等；②适当锻炼可增强心肺功能，降低血黏；③高血黏者必须戒烟，因为吸烟可使血管收缩，血黏加重。如果采取

了这些措施后高血黏的问题还不能解决，就应该采取药物疗法。首先要降糖、降压、调脂以利于降黏，同时还可使用有降黏作用的中西药物，使血液的黏稠度保持在基本正常的水平。

误区 183. 糖尿病无需预防心血管病

据调查发现：75%的糖尿病患者死于心血管病。糖尿病患者发生心血管病的几率是非糖尿病的 5 倍。为此，糖尿病已被公认为冠心病等危症。那么，糖尿病患者如何预防心血管病呢？

国内外公认与糖尿病患者心血管病密切相关的 5 项危险因素是：低密度脂蛋白升高、高血压、吸烟、高密度脂蛋白降低和糖化血红蛋白升高。糖尿病患者预防心血管病的四大焦点是：

（1）积极的生活方式干预。内容包括减少脂肪摄入，降低饮食总热量，增加体力活动，使体重下降 5%～7%。对甘油三酯升高、高密度脂蛋白降低的患者有特别的疗效，有效的措施包括加强血糖控制、减轻体重、限制饱和脂肪酸的摄入，并适当采用单不饱和脂肪酸（如橄榄油）或多不饱和脂肪酸代替碳水化合物（不超过总热量的 5%～7%）。为了降低低密度脂蛋白，摄入总能量中，饱和脂肪酸的摄入比例应<7%，反式脂肪的摄入应<1%，胆固醇应<200 毫克/日；饮食脂肪的摄入量不应超过总热量的 30%，以单不饱和和多不饱和脂肪酸为主；每 1000 卡热量食物中，食物纤维应<14 克；限制饮酒量，按美国心脏学会建议，女性为 1 份/日，男性 2 份/日；1 份的含义是，葡萄酒 150 毫升，啤酒 350 毫升，白酒 30 毫升。甘油三酯升高时应更严格限酒。钠的摄入量为 3～6 克/日。

（2）控制血压。血压>130～90 毫米汞柱为达标。当血压在 130～139/80～89 毫米汞柱范围内，即应调整生活方式；如 3 个月不能达标，即开始药物治疗。所有高血压糖尿病患者均应服用普利类药或沙坦类药。普利类药可使急性心肌梗死发病率降低 63%，卒中发病率降低 24%。必要时尚可联用其他可减少心血管事件发生的药物，如洛尔类药、噻嗪类利尿剂、地平类药。老年患者应逐步降压。如多种降压药仍无法达标者，应请专科医生处理。

(3)控制血脂异常。糖尿病患者每年应检测一次血脂。对于40岁以下、血脂正常者(低密度脂蛋白＜100毫克分升，高密度脂蛋白＞50毫克分升，甘油三酯＜150毫克/分升)，可两年检测一次：年龄＞40岁，没有明显的心血管病，但有一项或多项心血管病危险因素的糖尿病患者，应首先将低密度脂蛋白降低至＜100毫克/分升(2.6毫摩尔/升)。他汀类药物可降低低密度脂蛋白30%～40%。如基础低密度脂蛋白＜100毫克/分升，应根据临床及危险因素决定是否用他汀类药物，如单用他汀类不能有效降低低密度脂蛋白，可联合应用贝特类药或烟酸类药。对甘油三酯升高并高密度脂蛋白降低的处理意见尚未统一，美国糖尿病学会的意见是：甘油三酯应控制在＜150毫克分升(1.7毫摩尔/升)，高密度脂蛋白男性应提高至＞40毫克/分升，女性＞50毫克/分升。

(4)血糖控制及抗血小板治疗。糖化血红蛋白是目前公认的衡量血糖达标的“金标准”，糖化血红蛋白每上升一个百分点，微血管并发症危险增加37%，糖尿病死亡率增加21%。目前，国内外把糖化血红蛋白控制在6.5%～7.0%作为靶目标，目标过低，引发低血糖的危险加大。对心血管病危险增加(年龄＞40岁、有心血管病家族史、高血压、吸烟、血脂异常或蛋白尿)的糖尿病患者，建议用阿司匹林75～150毫克/日作为预防用药。对于合并高血压的患者，阿司匹林应在血压控制良好(＞150/90毫米汞柱)的前提下使用，否则不利于预防脑出血。

误区184. 糖尿病性冠心病无法预防

(1)严格要求控制代谢，使血糖控制在比较满意的水平；

(2)肥胖患者必须控制膳食，并增加活动量以减轻体重，以低热量膳食为宜；

(3)食物中脂肪,以植物性脂肪为宜;

(4)禁烟;

(5)血压等于或超过 140/90 毫米汞柱,应给予降压药物治疗。并限制钠盐摄取量,每日食盐量不超过 5 克;

(6)血脂异常者,应选用适当的调节血脂药物,目前市场上有多种调节血脂药,可根据血脂成分的改变选择使用;

(7)2 型糖尿病患者要在得了糖尿病以后每 2 周或 1 个月去心内科检查一次,同时控制好血糖、血压(130/80 毫米汞柱)、血脂,保持正常体重。

此外,糖尿病患者在心内科常做的检查有:心电图、放射性核素心肌显象、冠状动脉造影、超声心动图、活动平板检查等。一般心电图不正常包括心率不正常和图形不正常。如果糖尿病对心脏造成损害了,就会表现为图形上的不正常。

低血糖与冠心病现象的区别在于,低血糖患者的心慌伴有出汗、饥饿感。糖尿病患者一旦发生低血糖,就会引起大血管的痉挛,从而加重冠心病的症状,所以糖尿病患者一定要注意避免低血糖现象发生。

误区 185. 防治糖尿病性冠心病患者没有注意事项

(1)必须经常做心电图等心脏相关检查。由于糖尿病造成的神经病变,对疼痛不敏感,很多合并冠心病的糖尿病患者往往没有任何临床症状或仅感觉轻微憋闷,这使很多患者忽视自己的病情,错过了最佳的治疗时机,甚至造成猝死等严重后果。所以不管是否有胸闷、胸疼等症状,都一定要定期做心电图等检查。必要时可能还需要通过冠脉造影确诊。

(2)治疗中要尽量避免低血糖。对于冠心病患者,低血糖比高血糖更加危险,因为低血糖可能加重心肌缺血、诱发心肌梗死,导致严重后果,所以,合并冠心病的糖尿病患者应尽量避免选择降糖作用强，持续时间长的药物。尽量选择作用较温和的药物，如 a-葡萄糖苷酶抑制剂等。

(3)谨慎选择降糖药。对于合并冠心病的糖尿病患者在服药时要特别注意，尽量避免选择对心脏有影响的药物；例如，格列酮类罗格列酮（文迪雅）可导致加重一些患者的水肿，心力衰竭的患者需要谨慎服用。研究证实，a-葡萄糖苷酶抑制剂-阿卡波糖有确切的保护心脏的作用，能减少心肌梗死等的发生，较适用于合并冠心病的患者。

误区186. 防治糖尿病性脑血管病无方可寻

糖尿病性脑血管病的防治要点：①控制高血糖，尽可能使血糖正常或接近正常；②控制高血压，糖尿病患者的高血压应较非糖尿病者控制更严格；③要定期化验血脂、血黏度，测量血压、心电图。纠正血脂异常；④长期服用小剂量抗凝药，如阿司匹林，国内外大样本的研究已经证实，对于有脑血管病变危险因素者如合并糖尿病、高血压和有脑血管病家族史者，长期服用小剂量阿司匹林能有效地降低脑血管病的发生率；⑤提倡健康的生活方式，如合理饮食，戒烟限酒，适当运动，心理平衡，减肥，低盐低脂饮食等；⑥及早发现、及早治疗脑血管病变。一旦发现患者有脑缺血表现，及早采取有效的治疗，如及时采取溶栓治疗等。改善脑细胞功能的药物，如喜德镇、爱维治、脑活素、康络素等。一旦发生脑血管意外，应立即送医院急症处理。

中、西医治疗糖尿病、心脑血管病，各有所长，西医对于动脉硬化的认识十分精细，治疗上长于急救，甚至换心脏、置导管、放起搏器都是其长处。然而换的心脏，总不如自己的好用；导管和起搏器长期在体内存留，也不是最佳选择。如果在查出有糖尿病、血脂异常、动脉硬化的时候，就及早使用中药活血化瘀、降糖调脂、益气复脉，就有可能使硬化的血管恢复弹性，血流不再瘀阻，微循环、大循环都畅通无阻，谁还再冒着生命的风险去换心脏、放导管呢？为避免被动情况的出现,就应及早就医,及早治疗,“未雨绸缪”花很少的钱,来遏制疾病的发展,避免不得不住院的被动局面。

误区 187. 糖尿病肾病患者的种种误解

(1)糖尿病肾病单纯以肾功能判别。糖尿病肾病早期就可以出现微量蛋白尿,继而蛋白尿,早期发现和治疗是提高糖尿病肾病疗效的关键,因而定期进行尿液相关检查尤为重要。

(2)出现临床症状才求治。临床上有不少患者常常在出现大量蛋白尿、全身浮肿的时候才开始寻求规范治疗,殊不知此时已是肾功能开始急剧下降的转折点,治疗效果会很差。新的理念是将治疗推前,不仅要早期规范治疗糖尿病肾病等并发症以及糖尿病本身,更要在尚未出现明显症状的糖尿病胰岛素抵抗阶段就开始及时干预。另外,以往认为在糖尿病肾病进展到 2 期、3 期时病理改变已不可逆,但目前医学界认为,此时给予及时规范的治疗仍然能够显著延缓肾病的发展,甚至还可能使病变出现逆转。

(3)沿袭传统的阶梯疗法。即先采用饮食控制、运动等手段,效果不佳才应用单药口服以及后续的口服药物联合、胰岛素联合口服药等方法进行阶梯式治疗。由于大部分糖尿病患者是胰岛素不足与胰岛素抵抗共存,所以这种保守的阶梯治疗并不合理。

(4)糖尿病肾病控制主食补蛋白。糖尿病患者大多知道,控制食物内淀粉类物质的摄入可以使得血糖更平稳。同时又有民间认为糖尿病是富贵病,不就是“虚”,就以多食用高蛋白类的食物来进补。对于糖尿病肾病而言,这种做法是适得其反的,往往会加重和促进病情的发展。糖尿病患者多伴有血脂的异常,高蛋白饮食会进一步加快血脂异常,加重肾脏病变。一般情况下,每日蛋白质摄入量应该小于 0.8 克/千克体重。

(5)糖尿病肾病惧用注射胰岛素。不少糖尿病肾病患者认为,长期应用口服降糖药物使用方便,不良反应小,采用注射胰岛素治疗,会产生“成瘾”和“依靠性”，对胰岛素应用顾虑重重，宁愿采用口服降糖药，惧用注射胰岛素。其实胰岛素是人体内正常存在的生理物质，注射胰岛素是补充体内胰岛素分泌不足，而不会对胰岛素产生生理上和精神上的依赖，与毒品成瘾有本质的区别。

(6)糖尿病肾病宁愿硬撑也不透析。很多较为严重的糖尿病肾病患者从心底里排斥透析，坚持保守治疗，非得等到严重水肿、心力衰竭、感染等症状达到山穷水尽的地步才接受透晰替代治疗。实践证实，适时采取透晰替代治疗晚期糖尿病肾病，不仅可以缩短住院时间和费用，并且可以提高患者生存质量和长期存活率。

糖尿病肾病的治疗虽然比较麻烦，但是只要避免出现这样的误区，进行科学积极的治疗，那治愈不再那么遥不可及。

误区 188. 糖尿病眼病患者的种种误解

(1)重视降糖，不重视降压、调脂。糖尿病眼病与血糖关系非常密切，所以从确诊糖尿病那一天开始，就应严格按照要求控制血糖。如果早期有效把血糖控制到正常，就可以大大减少糖尿病眼病的发生，或者延缓其发展。另外，糖尿病往往有合并症，比如说血压增高、血脂异常，它们对糖尿病眼病的发生和发展也起到重要作用，所以控制血糖和控制血压是两个核心。

(2)无需在糖尿病早期去看眼睛。随着糖尿病发病率的升高，糖尿病性眼病也有日益增多的趋势。据报道糖尿病患者在患糖尿病 5 年后，视网膜病变的发生率约为 25％；10 年后增至 60％；15 年后可高达 75％～80％，20 年后发病率可超过 90％。

由于大部分人不能好好地控制血糖的升高，糖尿病患者的病情一般发展会比较快，所以不能等到影响到视力后才去看眼科，及时就诊显得尤为重要。

(3)怕麻烦，不愿意去眼科长期随访。糖尿病性眼病患者需长期随访，因为病变不是静止的而是进行性的。糖尿病眼病病变早期，患者常无典型症状，单眼患病时常常不易察觉出来，因此糖尿病诊断确立后应在眼科医生处进行定期随诊。无糖尿病眼病病变者随诊间隔时间可定为一年，出现眼睛病变者应缩短随诊间隔时间。

(4)只查视力，不愿意查眼底。糖尿病患者不能因为视力好而不愿做眼底检查。要知道视力下降明显时，糖尿病视网膜病变多已是晚期。因此，要想通过查视力去发现糖尿病视网膜病变是不可靠的。糖尿病患者经常误认为只要血糖控制得好，就不会发生糖尿病性视网膜病变。对于早期糖尿病患者而言，严格控制血糖确实可以延缓糖尿病性视网膜病变的发生。但一旦发展到晚期，仅控制血糖不能对糖尿病性视网膜病变的发生和进展起任何作用，而需要激光甚至手术治疗。

(5)以为眼病已是晚期，早早放弃治疗。很多患者或家属认为糖尿病性视网膜病变已到晚期，就放弃了治疗，这是错误的。目前，激光及手术设备的不断改进和完善，即使眼底出血看不见了，通过激光治疗或玻璃体切割手术，90%的晚期糖尿病视网膜病变患者仍可恢复一定视力。所以，为提高今后的生活质量，应该争取治疗机会。

(6)无须在糖尿病早期去看眼睛。随着人民生活水平的提高，生活方式的改变，糖尿病发病率呈明显上升趋势。据统计，目前我国约2000多万糖尿病患者，每年至少增加100万。随着糖尿病发病率的升高，糖尿病性眼病也有日益增多的趋势。据悉，糖尿病可引起全身多种合并症，眼部的病变即为糖尿病性眼病，如白内障、视网膜病变、暂时性屈光不正、眼外肌麻痹等，其中视网膜病变最为常见。

据了解，随着糖尿病病程延长，糖尿病视网膜病变发病率会逐渐升高。据国内报道糖尿病发病10～14年后视网膜病变发生率约为26%，15年以上增至63%。糖尿病患者中糖尿病视网膜病变的患病率达44%～51.3%。由于大部分人不能良好地控制血糖的升高，糖尿病患者的病情一般发展会比较快，所以不能等到影响到视力后才去看眼科，及时就诊显得尤为重要。

(7)控制高血糖可预防视网膜病变的发生。目前大多数学者认为，严格控制血糖是防治糖尿病性视网膜病变的根本措施。血糖控制可延缓糖尿病视网膜病变的进行，对减轻病情是有益的，但是一旦病变发展到晚期时，严格的血糖控制便不再能对糖尿病视网膜病变的发生和进展起任何作用。同样糖尿病患者常常患有高血压，由于血压长期持续性升高也可引起视网膜的一些病理改变。除上述以外，肾脏病变、贫血、血脂异常、吸烟等也被认为对视网膜病变有一定影响。

糖尿病患者千万不要自认为血糖控制得很好，就不会发生糖尿病性眼病。对于早期糖尿病患者而言，严格控制血糖升高的确可以延迟视网膜病变，可是对于中晚期的糖尿病患者用处不大。

(8)晚期视网膜病变患者不可救。很多糖尿病患者由于病程长，没有严格控制血糖和血脂的升高而出现视力直线下降，最后几乎看不到任何事物。最后这些患者或家人认为已无药可救，就不来医院就诊了。事实上，即使眼部出血，眼睛看不见，通过现代较成熟的激光或手术，将近90%的患者可以恢复一定的视力。由于目前激光及手术设备的不断改进和完善，90%的晚期糖尿病视网膜病变患者通过手术仍可恢复一定视力。因此，晚期糖尿病视网膜病变患者要尽量控制血糖的升高，防止因血糖等因素再对视力产生影响。同时要积极配合眼科医生分阶段治疗，做到定期随访，才能较好控制病情的发展。

误区189. 手脚麻木与糖尿病无关

糖尿病的最大危害在于其慢性并发症，它是导致糖尿病患者致死致残的重要原因。医院曾接诊过不少因神经病变导致手脚麻木的患者，他们感觉如同穿了袜子戴了手套一样，但很少有人会查一查自己是否得了糖尿病。糖尿病足是糖尿病引起的神经病变和血管病变，而不少患者往往由于感觉麻木，连图钉扎破脚都觉察不到。据临床统计，糖尿病足因感染造成的截肢比率比正常人高出25～40倍。因此，手脚麻木，伤口不易愈合不可大意，要及时到医院就诊。

误区190. 糖尿病患者不注意护脚

糖尿病足是糖尿病引起的严重并发症之
足坏疽的发生率比非糖尿病患者高17倍。对
使是轻微的损伤，也有可能引起感染、发生坏疽 此糖尿病患者一定要注意足部保养，每天要用温水和无刺激性的肥皂清洗双脚，水温不要过高。还要注意保持足部及脚趾间的干燥；足部特别干燥的患者可用护肤品来涂抹脚部；洗脚后要及时修剪过长的趾甲，趾甲前端应剪平磨光，防止向内生长。如果脚上有茧子或鸡眼，千万不能用手抠或用小刀，也不要贴鸡眼膏等刺激性化学药物。

另外，糖尿病患者千万不能赤脚穿鞋，平常最好穿白色或者浅色的袜子，以及时观察脚部的健康情况。袜子的袜筒也不要太紧，因为糖尿病患者本身血液循环就不好，太紧了不利于血液流通。糖尿病患者穿鞋也要注意，最好穿圆头、平底、软牛皮的鞋子，还要注意鞋子里面有无异物，有无线头、接缝，因为这些都可能导致糖尿病患者脚部磨损，新鞋最好撑松了、合脚了再穿。最后专家提醒，糖尿病患者一旦发现脚部有感染、磨损、水泡等，要及时和医生联系及早处理。

那么，糖尿病患者该如何保护好自己的双足呢？①定期进行常规体检，早发现、早治疗糖尿病。据报道，被截肢的糖尿病患者中，有15％～19％以上的患者是在手术住院时首次被诊断为糖尿病的，这说明早期发现糖尿病应大力提倡。②对于存在危险因素的糖尿病患者至少每年需要接受一次糖尿病足全面而系统的检查和危险因素的评估，以早期发现溃疡和截肢的诱发因素并及时进行纠正。③提高卫生知识水平，养成科学的饮食及就医习惯，降低居高不下的糖尿病足溃疡的发生率。④接受中西医结合的治疗方法，西医可用药物干预、搭桥、干细胞、截肢等治疗，中医药可应用中草药熏洗治疗肢体血管病，达到温阳化瘀，清热解毒，去腐生肌作用，使肢体发热、疼痛减轻，肿胀消退，伤口愈合。